耳鼻咽喉科
住院医师规范化培训路径

问诊　查体　操作　实战

主　编　曾楠　严尚
副主编　李　烁　杨　琼　潘宏光

SPM
南方传媒
广东科技出版社
全国优秀出版社

图书在版编目（CIP）数据

耳鼻咽喉科住院医师规范化培训路径：问诊　查体　操作　实战/曾楠，严尚主编. —广州：广东科技出版社，2023.12
ISBN 978-7-5359-8167-7

Ⅰ.①耳…　Ⅱ.①曾…②严…　Ⅲ.①耳鼻咽喉病—诊疗—岗位培训—教材　Ⅳ.①R76

中国国家版本馆CIP数据核字（2023）第181497号

耳鼻咽喉科住院医师规范化培训路径——问诊　查体　操作　实战
Erbiyanhouke Zhuyuanyishi Guifanhua Peixun Lujing——Wenzhen Chati Caozuo Shizhan

出 版 人：严奉强
责任编辑：何钰怡　李　旻
特邀编辑：周　荀
装帧设计：友间文化
责任校对：陈　静
责任印制：彭海波
出版发行：广东科技出版社
　　　　　（广州市环市东路水荫路11号　邮政编码：510075）
销售热线：020-37607413
https://www.gdstp.com.cn
E-mail: gdkjbw@nfcb.com.cn
经　　销：广东新华发行集团股份有限公司
印　　刷：广州市彩源印刷有限公司
　　　　　（广州市黄埔区百合三路8号　邮政编码：510700）
规　　格：787 mm×1 092 mm　1/16　印张15.5　字数310千
版　　次：2023年12月第1版
　　　　　2023年12月第1次印刷
定　　价：148.00元

名誉主编

侯铁英　华中科技大学协和深圳医院（南山医院）

麻晓鹏　深圳市儿童医院

主　编

曾　楠　华中科技大学协和深圳医院（南山医院）

严　尚　深圳市儿童医院

副主编

李　烁　华中科技大学协和深圳医院（南山医院）

杨　琼　华中科技大学协和深圳医院（南山医院）

潘宏光　深圳市儿童医院

编　者

（按姓氏笔画排序）

刘　飞　华中科技大学协和深圳医院（南山医院）

张　略　华中科技大学协和深圳医院（南山医院）

张全明　华中科技大学协和深圳医院（南山医院）

金玉波　华中科技大学协和深圳医院（南山医院）

赵志敏　华中科技大学协和深圳医院（南山医院）

胡　璟　华中科技大学协和深圳医院（南山医院）

高春生　华中科技大学协和深圳医院（南山医院）

黄祚峰　华中科技大学协和深圳医院（南山医院）

梁俊毅　华中科技大学协和深圳医院（南山医院）

鲁　慧　华中科技大学协和深圳医院（南山医院）

前　言
Preface

　　"住院医师规范化培训"由原卫生部于1993年提出，2013年原国家卫生和计划生育委员会等7部门联合出台了《关于建立住院医师规范化培训制度的指导意见》，2015年全国各省（市、区）全面启动住院医师规范化培训工作，2020年我国住院医师规范化培训制度基本建立，所有新进医疗岗位的本科及以上学历临床医师均要接受住院医师规范化培训。住院医师规范化培训是毕业后医学教育的重要组成部分，对培养合格临床医师、提高医疗质量、确保医疗安全具有重要意义。

　　耳鼻咽喉科学作为住院医师规范化培训的专业之一，其涵盖的理论内容宽泛，局部解剖复杂，检查、操作种类繁多，全面掌握这些内容对参加住院医师规范化培训的学员（以下简称"住培学员"）来说是具有挑战性的，而从带教老师角度来看，规范教授各项技能要点和评估、考核住培学员技能掌握情况也是一个不小的考验。耳鼻咽喉科住院医师规范化培训在全国开展至今已有数年，在取得瞩目成绩的同时，编者发现耳鼻咽喉科住院医师规范化培训的实际临床教学中仍存在不少问题，如部分教学内容欠梳理、各地考核标准欠统一等，这些都让住培学员和带教老师深感不便。于是，编者萌生了撰写本书的想法，以期能系统梳理耳鼻咽喉科住院医师规范化培训的教学内容和考核内容。

　　本书内容主要分为3个部分。第一部分（第1～3章）是耳鼻咽喉科的问诊、查体和操作要点，这部分细化了专科症状的问诊内容，梳理了各种查体的操作步骤，整理了各项操作的细节和重点，有助于耳鼻咽喉科住培学员夯实临床基础。第二部分（第4～8章）是耳科、鼻科、咽喉头颈外科、儿童耳鼻咽喉科、耳鼻咽喉急诊科等各个亚专科真实病例的综合练习。标准化病人（standardized patient，SP）是指经过专业培训、扮演特定病例角色的演员，常被用于医学生或临床医师的技能培训和专业考试中。第二部分通过为住培学员提供与SP进行模拟临床交互的场景，帮助他们提高临床技能水平、培养医患沟通能力、提升人文关怀素质，以为将来的临床实践做准备。第三部分（第9～10章）是耳鼻咽喉科客观结构性临床考试（objective structured clinical examination，OSCE）的模拟试题和各类评分表，希望能为实际临床教学活动提供一些切实有效的帮助。

　　本书编者均是同时肩负着临床、教学、科研任务的一线骨干医师，具有丰富的临床工作经验和教学经验，非常感谢他们在繁忙的日常事务中，拨冗悉心完成本书的编写工作。本书的出版得到了华中科技大学协和深圳医院以及深圳市儿童医院的大力支持，在此表示衷心感谢。

　　本书适合耳鼻咽喉科住培学员及带教老师使用。由于编者水平有限，书中纰漏在所难免，希望广大读者和同道不吝指正，以裨修订。

曾　楠　严　尚

2023年1月

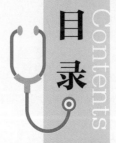

目 录 Contents

01

第一章

CHAPTER

耳鼻咽喉科问诊要点

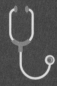

一、耳痛

1. 患者基本信息：姓名、性别、年龄、职业、民族、婚姻状况、籍贯、出生地、住址、电话、工作单位。

2. 主诉：主要症状+持续时间。

3. 现病史：

（1）起病情况：起病急缓、患病时间。

（2）病因或诱因：感冒、受凉、异物、外伤、爆震、潜水后或坐飞机后。

（3）主要症状的特点：耳痛侧别（单侧或双侧）、性质（刺痛、跳痛、胀痛、隐痛或针刺样痛）、程度（轻度、中度或重度）、发作规律（间歇性、持续性或反复发作）。

（4）病情发展与演变：加重及其因素或减轻及其因素。

（5）伴随症状：有无耳流脓、听力下降、耳鸣、眩晕、发热、乏力、鼻塞、流涕、打鼾、张口呼吸等相关症状。

（6）诊治经过：接受过的检查及结果，诊断，使用过的药物（抗生素、抗组胺药、激素等）及其剂量、疗程、疗效等。

（7）病程中的一般情况：精神、体力状态、饮食、大小便、睡眠、体重变化。

4. 既往史、个人史、婚姻史、月经与生育史（对男性患者只需询问生育史）、家族史。

二、耳流脓

1. 患者基本信息：姓名、性别、年龄、职业、民族、婚姻状况、籍贯、出生地、住址、电话、工作单位。

2. 主诉：主要症状+持续时间。

3. 现病史：

（1）起病情况：起病急缓、患病时间。

（2）病因或诱因：感冒、受凉、耳进水、游泳、异物、外伤或潜水后。

（3）主要症状的特点：脓液性质［质地（稀薄或黏稠）、颜色（色白或色黄）、味道（无味或恶臭）］、量（少量或大量），是否带血丝，流脓程度（轻度、中度或重度）。

（4）病情发展与演变：加重及其因素或减轻及其因素。

（5）伴随症状：有无耳痛、听力下降、耳鸣、眩晕、发热、乏力、全身酸胀、鼻塞、流涕等相关症状。

（6）诊治经过：接受过的检查及结果，诊断，使用过的药物（抗生素、抗组胺药、激素等）及其剂量、疗程、疗效等。

（7）病程中的一般情况：精神、体力状态、饮食、大小便、睡眠、体重变化。

4. 既往史、个人史、婚姻史、月经与生育史（对男性患者只需询问生育史）、家族史。

三、耳鸣

1. 患者基本信息：姓名、性别、年龄、职业、民族、婚姻状况、籍贯、出生地、住址、电话、工作单位。

2. 主诉：主要症状+持续时间。

3. 现病史：

（1）起病情况：起病急缓、患病时间。

（2）病因或诱因：突发、感冒、受凉、外伤、爆震、潜水后或坐飞机后。

（3）主要症状的特点：耳鸣性质（蝉鸣声、嗡嗡声、嘶嘶声、尖锐声或心脏搏动声）、发作规律（间歇性或持续性）、程度（安静时有、扰人或让人烦躁）。

（4）病情发展与演变：加重及其因素或减轻及其因素。

（5）伴随症状：有无耳痛、听力下降、耳流脓、眩晕、头痛、肩颈痛、上肢麻木、头晕、鼻塞、流涕、打鼾、张口呼吸等相关症状。

（6）诊治经过：接受过的检查及结果，诊断，使用过的药物（抗生素、抗组胺药、激素等）及其剂量、疗程、疗效等。

（7）病程中的一般情况：精神、体力状态、饮食、大小便、睡眠、体重变化。

4. 既往史、个人史、婚姻史、月经与生育史（对男性患者只需询问生育史）、家族史。

四、眩晕

1. 患者基本信息：姓名、性别、年龄、职业、民族、婚姻状况、籍贯、出生地、住址、电话、工作单位。

2. 主诉：主要症状+持续时间。

3. 现病史：

（1）起病情况：起病急缓、患病时间。

（2）病因或诱因：原因不明、感冒、受凉、外伤、爆震、情绪激动、睡眠障碍或长期卧床。

（3）主要症状的特点：眩晕发病形式（初次发作、反复发作或持续发作）、持续时间（数秒钟、数分钟或几个小时），是否与体位（起床、翻身或转头）相关。

（4）病情发展与演变：加重及其因素或减轻及其因素。

（5）伴随症状：有无听力下降、耳鸣、耳闷、耳流脓、视觉变化（视物旋转或视觉先兆）、恶心、呕吐、头痛、肩颈痛、畏光、畏声、晕车等相关症状。

（6）诊治经过：接受过的检查及结果，诊断，使用过的药物（抗生素、抗组胺药、激素等）及其剂量、疗程、疗效等。

（7）病程中的一般情况：精神、体力状态、饮食、大小便、睡眠、体重变化。

4. 既往史、个人史、婚姻史、月经与生育史（对男性患者只需询问生育史）、家族史。

五、听力下降

1. 患者基本信息：姓名、性别、年龄、职业、民族、婚姻状况、籍贯、出生地、住址、电话、工作单位。

2. 主诉：主要症状+持续时间。

3. 现病史：

（1）起病情况：起病急缓、患病时间。

（2）病因或诱因：突发、感冒、受凉、外伤、爆震、潜水后、坐飞机后或睡眠障碍。

（3）主要症状的特点：听力下降侧别（单侧或双侧）、发作规律（间歇性或持续性）、程度（大声呼喊可识别或仍识别不清）。

（4）病情发展与演变：加重及其因素或减轻及其因素。

（5）伴随症状：有无耳痛、耳鸣、耳流脓、眩晕、面瘫、头痛、头晕、鼻塞、流涕等相关症状。

（6）诊治经过：接受过的检查及结果，诊断，使用过的药物（抗生素、抗组胺药、激素等）及其剂量、疗程、疗效等，做过的手术及疗效。

（7）病程中的一般情况：精神、体力状态、饮食、大小便、睡眠、体重变化。

4. 既往史、个人史、婚姻史、月经与生育史（对男性患者只需询问生育史）、家族史。

六、鼻塞

1. 患者基本信息：姓名、性别、年龄、职业、民族、婚姻状况、籍贯、出生地、住址、电话、工作单位。

2. 主诉：主要症状+持续时间。

3. 现病史：

（1）起病情况：起病急缓、患病时间。

（2）病因或诱因：感冒或受凉，小儿应询问是否有异物吸入或塞入。

（3）主要症状的特点：鼻塞侧别（单侧或双侧）、发作规律（间歇性或持续性），有无异味或臭味，有无涕中带血，有无鼻腔干燥。

（4）病情发展与演变：症状变化情况及加重因素或减轻因素。

（5）伴随症状：有无流鼻涕（鼻涕性质，流涕侧别、发作规律）、阵发性喷嚏（诱因、发作规律）、鼻出血（侧别、发作规律、程度）、头痛（性质、部位、发作规律、程度）、嗅觉减退（侧别、发作规律）、头晕、耳闷、发热等相关症状。

（6）诊治经过：接受过的检查及结果，诊断，使用过的药物（尤其血管收缩剂）及其剂量、疗程、疗效等。

（7）病程中的一般情况：精神、体力状态、饮食、大小便、睡眠、体重变化。

4. 既往史、个人史、婚姻史、月经与生育史（对男性患者只需询问生育史）、家族史。

七、鼻漏

1. 患者基本信息：姓名、性别、年龄、职业、民族、婚姻状况、籍贯、出生地、住址、电话、工作单位。

2. 主诉：主要症状+持续时间。

3. 现病史：

（1）起病情况：起病急缓、患病时间。

（2）病因或诱因：感冒或受凉，小儿应询问是否有异物吸入或塞入，是否由外伤导致。

（3）主要症状的特点：鼻涕性质（黏涕、黏脓涕或清涕），鼻漏侧别（单侧或双侧）、发作规律（间歇性或持续性）、量（少量或大量），有无异味或臭味，有无涕中带血。

（4）病情发展与演变：加重及其因素或减轻及其因素。

（5）伴随症状：有无鼻塞、阵发性喷嚏、鼻出血、头痛、嗅觉减退、发热、头晕、听力下降等相关症状。

（6）诊治经过：接受过的检查及结果，诊断，使用过的药物及其剂量、疗程、疗效等。

（7）病程中的一般情况：精神、体力状态、饮食、大小便、睡眠、体重变化。

4. 既往史、个人史、婚姻史、月经与生育史（对男性患者只需询问生育史）、家族史。

八、喷嚏

1. 患者基本信息：姓名、性别、年龄、职业、民族、婚姻状况、籍贯、出生地、住址、电话、工作单位。

2. 主诉：主要症状+持续时间。

3. 现病史：

（1）起病情况：起病急缓、患病时间。

（2）病因或诱因：开空调，天气变凉，遇灰尘、油漆、油烟或异常气味，进食。

（3）主要症状的特点：喷嚏发作时间规律（晨起时、打扫卫生时、季节变化时或地域变化时）、发作规律（间歇性或持续性），有无鼻痒，有无涕中带血。

（4）病情发展与演变：加重及其因素或减轻及其因素。

（5）伴随症状：有无鼻塞、流涕、鼻出血、头痛、嗅觉减退、眼痒、咽喉痒、荨麻疹、吸气困难、吸气费力、发热、全身疼痛等相关症状。

（6）诊治经过：接受过的检查及结果，诊断，使用过的药物（感冒药、抗组胺药、激素等）及其剂量、疗程、疗效等。

（7）病程中的一般情况：精神、体力状态、饮食、大小便、睡眠、体重变化。

4. 既往史（哮喘病史、过敏病史）、个人史、婚姻史、月经与生育史（对男性患者只需询问生育史）、家族史。

九、鼻源性头痛

1. 患者基本信息：姓名、性别、年龄、职业、民族、婚姻状况、籍贯、出生地、住址、电话、工作单位。

2. 主诉：主要症状+持续时间。

3. 现病史：

（1）起病情况：起病急缓、患病时间。

（2）病因或诱因：感染性（感冒或受凉）、非感染性（睡眠不足、过度劳累或情绪激动）。

（3）主要症状的特点：疼痛部位（颞部、枕部等）、时间（晨起轻、午后重等）、性质（钝痛、胀痛等）。

（4）病情发展与演变：加重及其因素或减轻及其因素，对黏膜表面麻醉剂的反应。

（5）伴随症状：有无鼻塞、流涕、鼻出血、眶周疼痛、牙痛、寒战、发热、全身疼痛等相关症状，有无有意义的阴性症状。

（6）诊治经过：接受过的检查及结果，诊断，使用过的药物（鼻用血管收缩剂等）及其剂量、疗程、疗效等。

（7）病程中的一般情况：精神、体力状态、饮食、大小便、睡眠、体重变化。

4. 既往史、个人史、婚姻史、月经与生育史（对男性患者只需询问生育史）、家族史。

十、鼻出血

1. 患者基本信息：姓名、性别、年龄、职业、民族、婚姻状况、籍贯、出生地、住址、电话、工作单位。

2. 主诉：主要症状+持续时间。

3. 现病史：

（1）起病情况：起病急缓、患病时间。

（2）病因或诱因：喝酒或外伤。

（3）主要症状的特点：鼻出血侧别（单侧或双侧）、发作规律（间歇性或持续性）、程度（涕中带血，出血量少量或大量）、缓解或加重的因素、能否自止、出血量估计。

（4）病情发展与演变：自止，压迫或冷敷后可止，不能止血。

（5）伴随症状：有无流涕（鼻涕性质，流涕侧别、发作规律）、鼻塞（侧别、发作规律）、嗅觉减退（侧别、发作规律）、头痛（性质、部位、发作规律、程度）、头晕、耳闷、耳鸣等相关症状。

（6）诊治经过：接受过的检查及结果，诊断，接受过的处理（鼻腔烧灼、填塞、手术等）。若有鼻腔填塞，询问填塞物的数量、止血效果、治疗药物及其剂量、疗效等。

（7）病程中的一般情况：精神、体力状态、饮食、大小便、睡眠、体重变化。

4. 既往史（高血压、糖尿病、血液病、肝病等病史）、个人史、婚姻史、月经与生育史（对男性患者只需询问生育史）、家族史。

十一、嗅觉障碍

1. 患者基本信息：姓名、性别、年龄、职业、民族、婚姻状况、籍贯、出生地、住址、电话、工作单位。

2. 主诉：主要症状+持续时间。

3. 现病史：

（1）起病情况：起病急缓、患病时间。

（2）病因或诱因：感冒、受凉、化学气体损伤、颅脑外伤或精神应激反应。

（3）主要症状的特点：嗅觉减退或丧失（突发性或渐进性）、嗅觉过敏（暂时性或持续性）、嗅觉倒错、幻嗅。

（4）病情发展与演变：加重及其因素或减轻及其因素，发作频率增多或减少。

（5）伴随症状：有无鼻塞（性质、侧别、发作规律，与嗅觉障碍的前后关系）、鼻出血（侧别、发作规律、程度），是否处于妊娠期、更年期、月经期等，有无异物吸入、上呼吸道感染等相关症状，有无有意义的阴性症状。

（6）诊治经过：接受过的检查及结果，诊断，使用过的药物及其剂量、疗程、疗效等。

（7）病程中的一般情况：精神、体力状态、饮食、大小便、睡眠、体重变化。

4. 既往史（萎缩性鼻炎、嗅神经炎、化学气体损伤所致疾病、颅内外疾病、精神疾病等病史）、个人史、婚姻史、月经与生育史（对男性患者只需询问生育史）、家族史。

十二、咽痛

1. 患者基本信息：姓名、性别、年龄、职业、民族、婚姻状况、籍贯、出生地、住址、电话、工作单位。

2. 主诉：主要症状+持续时间。

3. 现病史：

（1）起病情况：起病急缓、患病时间。

（2）病因或诱因：感冒、受凉、异物或外伤。

（3）主要症状的特点：咽痛性质（钝痛、胀痛、隐痛、刺痛、电击样痛或烧灼样痛）、程度（轻度、中度或重度）、发作规律（间歇性、持续性或反复发作）。

（4）病情发展与演变：加重及其因素或减轻及其因素。

（5）伴随症状：有无声嘶、言语不清、呼吸困难、咽感觉异常、咳嗽咳痰、痰中带血、吞咽梗阻、饮食呛咳、乏力、全身酸胀、鼻塞、流涕、低热、盗汗、食欲下降等相关症状。

（6）诊治经过：接受过的检查及结果，诊断，使用过的药物（抗生素）及其剂量、疗程、疗效等。

（7）病程中的一般情况：精神、体力状态、饮食、大小便、睡眠、体重变化。

4. 既往史（哮喘病史）、个人史、婚姻史、月经与生育史（对男性患者只需询问生育史）、家族史。

十三、吞咽困难

1. 患者基本信息：姓名、性别、年龄、职业、民族、婚姻状况、籍贯、出生地、住址、电话、工作单位。

2. 主诉：主要症状+持续时间。

3. 现病史：

（1）起病情况：起病急缓、患病时间。

（2）病因或诱因：进食特殊食物或异物（如强酸、强碱、瓜子、坚果等），受凉、饮酒、呕吐、食物反流或情绪激动。

（3）主要症状的特点：吞咽困难性质（固体食物不易咽下或液体食物不易咽下）、程度（轻度、中度或重度）、发作规律（间歇性、持续性或进行性加重）、发作时间规律（晨起、白天或夜间）。

（4）病情发展与演变：加重及其因素或减轻及其因素。

（5）伴随症状：有无咽痛、声嘶或发音困难、刺激性咳嗽、反酸烧心或胸骨后疼痛、呼吸困难、肌无力。对于婴幼儿，需询问有无腭裂或后鼻孔闭锁等先天性畸形。

（6）诊治经过：接受过的检查及结果，诊断，使用过的药物及其剂量、疗程、疗效等。

（7）病程中的一般情况：精神、体力状态、饮食、大小便、睡眠、体重变化。

4. 既往史、个人史、婚姻史、月经与生育史（对男性患者只需询问生育史）、家族史。

十四、咽感觉异常

1. 患者基本信息：姓名、性别、年龄、职业、民族、婚姻状况、籍贯、出生地、住址、电话、工作单位。

2. 主诉：主要症状+持续时间。

3. 现病史：

（1）起病情况：起病急缓、患病时间。

（2）病因或诱因：进食辛辣刺激食物或其他异物，呃逆、反酸或冷空气刺激。

（3）主要症状的特点：咽感觉异常的性质（咽痒、咽干、灼热感或异物感等）、程度（轻度、中度或重度）、发作规律（间歇性、持续性或进行性加重）、与体位的关系（平躺时咽感觉异常）、与进食的关系（进食时加重或进食时缓解）。

（4）病情发展与演变：加重及其因素或减轻及其因素。

（5）伴随症状：有无咽喉疼痛、咳嗽咳痰、痰中带血、吞咽梗阻、饮食呛咳、呼吸困难、全身不适（发热、乏力、全身酸胀）等相关症状。

（6）诊治经过：接受过的检查及结果，诊断，使用过的药物（抗生素）及其剂量、疗程、疗效等。

（7）病程中的一般情况：精神、体力状态、饮食、大小便、睡眠、体重变化。

4. 既往史（哮喘病史）、个人史、婚姻史、月经与生育史（对男性患者只需询问生育史）、家族史。

十五、声嘶

1. 患者基本信息：姓名、性别、年龄、职业、民族、婚姻状况、籍贯、出生地、住址、电话、工作单位。

2. 主诉：主要症状+持续时间。

3. 现病史：

（1）起病情况：起病急缓、患病时间。

（2）病因或诱因：说话过度、唱歌或咳嗽。

（3）主要症状的特点：声嘶性质（沙、哑、嘶或失声）、程度（轻度、中度或重度）、发作规律（间歇性、持续性或进行性加重），是否有说话不清、痰中带血。

（4）病情发展与演变：加重及其因素或减轻及其因素。

（5）伴随症状：有无咽喉疼痛、咽感觉异常、咳嗽咳痰、痰中带血、吞咽梗阻、饮食呛咳、呼吸困难、乏力、全身酸胀、鼻塞、流涕、低热、盗汗、食欲下降等相关症状。

（6）诊治经过：接受过的检查及结果，诊断，使用过的药物（抗生素）及其剂量、疗程、疗效等。

（7）病程中的一般情况：精神、体力状态、饮食、大小便、睡眠、体重变化。

4. 既往史（哮喘病史）、个人史、婚姻史、月经与生育史（对男性患者只需询问生育史）、家族史。

十六、呼吸困难

1. 患者基本信息：姓名、性别、年龄、职业、民族、婚姻状况、籍贯、出生地、住址、电话、工作单位。

2. 主诉：主要症状+持续时间。

3. 现病史：

（1）起病情况：起病急缓、患病时间。

（2）病因或诱因：感冒、受凉、异物或外伤。

（3）主要症状的特点：呼吸困难性质（吸气性、呼气性或混合性）、程度（轻度、中度或重度）、发作规律（间歇性、持续性或反复发作）、发作时的全身状态（有无三凹征、发绀、咯血、意识障碍等）。

（4）病情发展与演变：加重及其因素或减轻及其因素（体位或运动）。

（5）伴随症状：有无咽喉疼痛、声嘶、咳嗽咳痰、痰中带血、吞咽梗阻、饮食呛咳、发热、乏力、全身酸胀、坐卧不安、心悸等相关症状。

（6）诊治经过：接受过的检查及结果，诊断，使用过的药物及其剂量、疗程、疗效等。

（7）病程中的一般情况：精神、体力状态、饮食、大小便、睡眠、体重变化。

4. 既往史（哮喘病史、异物吸入史）、个人史、婚姻史、月经与生育史（对男性患者只需询问生育史）、家族史。

（曾 楠 严 尚）

02
CHAPTER

第二章

耳鼻咽喉科查体要点

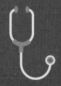

一、检查基本工具与方法

（一）基本工具与设备

见图2-1。

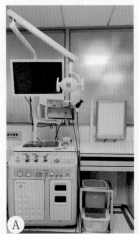
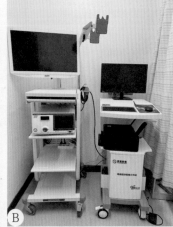
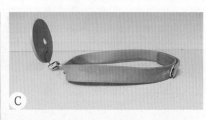
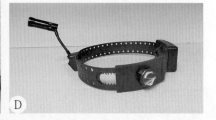
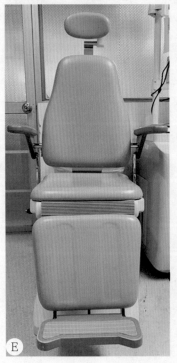
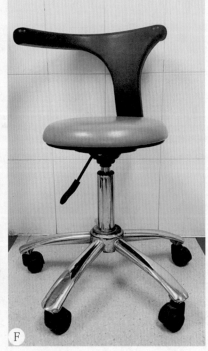

A.耳鼻咽喉科综合诊疗
工作台；B.内镜系统；
C.额镜；D.头灯；E.检
查椅；F.医师座椅。

图2-1　耳鼻咽喉科基本工具与设备

（二）常用物品

1. 常用检查器械：见图2-2。

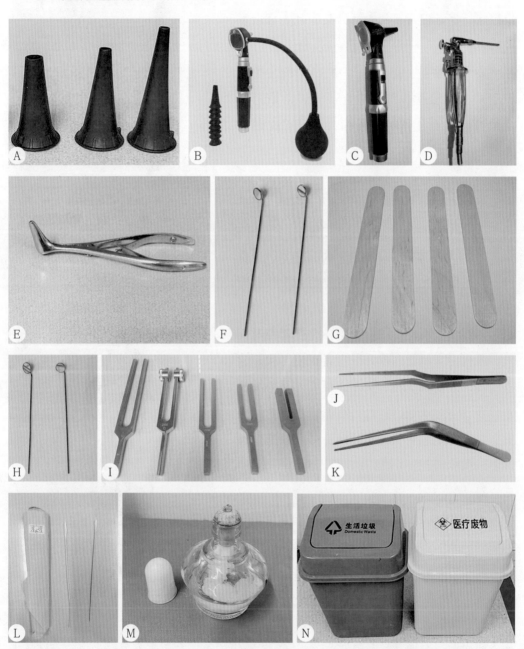

A.耳镜（大、中、小号）；B.鼓气耳镜；C.电耳镜；D.喷雾器（一般使用2把，一把装1%麻黄碱或羟甲唑啉、另一把装1%丁卡因）；E.前鼻镜；F.后鼻镜（间接鼻咽镜）；G.压舌板；H.间接喉镜；I.音叉（C128、C256、C512、C1024、C2048）；J.枪状镊；K.膝状镊；L.卷棉子；M.酒精灯；N.医疗废物垃圾桶和生活垃圾桶。

图2-2 耳鼻咽喉科常用检查器械

2. 常用药物及敷料：1%麻黄碱或羟甲唑啉、1%丁卡因、3%过氧化氢溶液、碘伏、消毒棉球、消毒棉片、凡士林纱条、凡士林后鼻孔填塞纱球等。

3. 物品摆放：以上基本工具和设备应归于同一间诊室，常用检查器械、常用药物及敷料应归于耳鼻咽喉科综合诊疗工作台上（图2-3）。

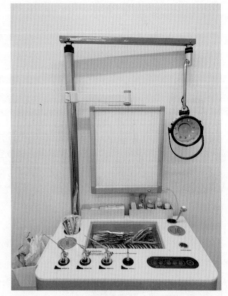

图2-3 耳鼻咽喉科综合诊疗工作台的物品摆放

（三）佩戴额镜和对光的基本方法

1. 操作前准备：

（1）环境要求：①检查环境宜稍暗，应设窗帘，避免强光直射；②患者座椅为专科检查座椅或高背靠椅。

（2）检查体位：①患者与检查者相对而坐，各自两腿稍微向侧方。患者正坐，腰靠检查椅背，上身稍前倾，头正，腰直。②小儿检查体位为家长环抱患者，两腿将患者腿部夹紧，一手固定患者头部于胸前，另一手抱住患者躯干和两侧上肢（图2-4）。

2. 操作方法：

（1）佩戴额镜：调节额镜关节松紧度至镜面能灵活转动而不松脱，调节头带以适合检查者头部（图2-5）。

（2）对光：光源定位在患者耳后上方约

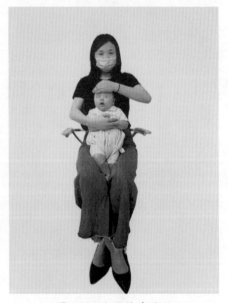

图2-4 小儿检查体位

15 cm处，先让光源投射到额镜上，再调整镜面，使光源经对光反射聚焦到检查部位，检查者通过镜孔，观察反射光束焦点区（即被检部位）（图2-6）。检查鼻部时焦点一般先集中于鼻尖，检查咽喉时焦点先集中于悬雍垂，检查耳部时焦点集中于外耳道口。

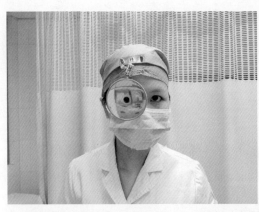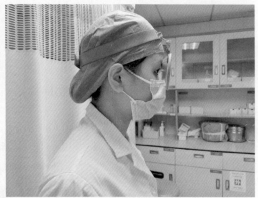

图2-5 佩戴额镜的方法

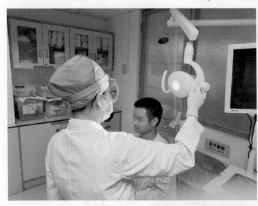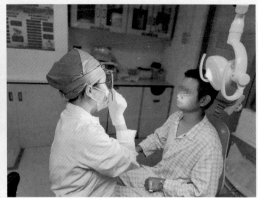

图2-6 定位光源及调节额镜对光

（3）使用头灯：使用头灯是为了在检查或治疗耳鼻咽喉相关问题时获得足够的光照。这种头灯通常由医师等医护人员佩戴，以使在手术或诊断过程中获得更好的视觉效果。头灯的使用步骤有以下4步。①将头灯戴于头部，调节松紧度，确保头灯稳固地贴于头部；②打开头灯上的开关；③调节头灯的灯光角度，以使灯光照亮需要检查或操作的区域；④根据需要调节灯光的亮度。

3. 操作注意事项：

（1）额镜与检查部位的距离宜保持在25～40 cm。

（2）光源投射点至额镜的距离及额镜反光角度均应仔细调整至准确。

（3）保持瞳孔、镜孔、反光焦点和检查部位在一条直线上，以使检查部位明亮、清晰。

（4）检查者应姿势端正，不可扭颈、弯腰以迁就光源。

（5）单目视线向正前方通过镜孔观察反射光束焦点区（即被检部位），但另一眼不闭。

二、耳部检查

（一）外耳检查

1. 检查方法：患者受检耳朝向检查者正面，检查者相对而坐；先检查健侧后检查患侧。

2. 检查内容：观察耳廓的大小、位置，检查耳廓有无畸形、红肿及两侧是否对称；检查乳突部及耳周皮肤有无肿胀、触痛和压痛；检查耳周围淋巴结（包括耳前、耳后、耳下淋巴结）有无肿大、压痛。

（二）外耳道及鼓膜检查

1. 检查方法：患者受检耳朝向检查者正面，检查者相对而坐；先检查健侧后检查患侧；调节额镜，使额镜的反光焦点投照于患者外耳道口。应用单手或双手配合将耳廓向后、上、外方轻轻牵拉，使外耳道变直，同时可用示指将耳屏向前推压，使外耳道口扩大，以便看清外耳道及鼓膜（图2-7、图2-8）。为婴幼儿检查时，向下牵拉耳廓，可使外耳道变直。

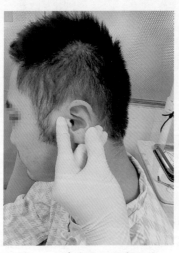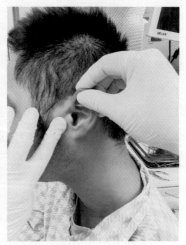

图2-7　单手进行耳部检查　　图2-8　双手进行耳部检查

2. 检查内容：牵拉耳廓，检查是否有牵拉痛；检查外耳道是否有充血、红肿、结痂、疖肿或者触痛，是否有耵聍、异物、分泌物等（若有黑污状或黄白色点片状，或真菌丝状分泌物，应拭净或冲洗干净后再进一步检查）；检查鼓膜结构是否完整，光锥是否存在，鼓膜色泽如何，是否有充血、内陷、萎缩斑或钙化斑（鼓膜有穿孔时，应检查穿孔部位、大小，检查听骨链、鼓室内情况）。操作中应注意动作轻柔，避免长时间牵拉患者耳廓。

3. 耳内镜检查：详见本章"六、内镜检查"。

（三）音叉检查

常用音叉包括5个频率，即C128、C256、C512、C1024、C2048（图2-9）。

1. 检查方法：音叉试验应在静室内进行。嘱患者脱掉帽子、眼镜、口罩、发箍等饰物。检查者选取C256或C512音叉，手持叉柄，用叉臂轻轻敲击另一手的鱼际或肘关节，敲击力量应一致，不可用力过猛或敲击硬物，以免产生泛音。检查气导听力时，将振动的叉臂置于患者外耳道口外1 cm处，叉臂上1/3的平面应与外耳道口在同一水平；检查骨导听力时，将叉柄末端压置于患者乳突部鼓窦区。

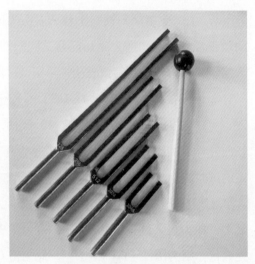

图2-9 不同频率的音叉

2. 林纳试验（Rinne test，RT）（又称气骨导对比试验）：

（1）试验方法：比较同侧耳气导听力和骨导听力。先检查健侧后检查患侧。先测试骨导听力，当一侧骨导声音结束后，立即测同侧气导听力。

（2）试验结果判读：在测试气导听力时，若仍能听到声音，则表示气导（air conduction，AC）听力时间比骨导（bone conduction，BC）听力时间长（AC>BC），林纳试验阳性［RT（+）］；反之，若骨导听力时间比气导听力时间长（BC>AC），则林纳试验阴性［RT（-）］。

3. 韦伯试验（Weber test，WT）（又称骨导偏向试验）：

（1）试验方法：比较两耳骨导听力的强弱。将振动的音叉叉柄末端置于患者前额或头顶正中，让患者比较哪一侧听到的声音较响。

（2）试验结果判读：①若两耳听力正常或两耳听力损害性质、程度相同，则感觉声音在正中，为骨导无偏向，用"="表示；②当传导性聋时，患耳气导听力有障碍，以致患耳骨导听力较健耳强，声音偏向患耳，用"→"或"←"表示偏向侧；

③当感音神经性聋时，健耳听到的声音较强，声音偏向健耳，用"→"或"←"表示偏向侧。

4. 施瓦巴赫试验（Schwabach test，ST）（又称骨导对比试验）：

（1）试验方法：比较正常人（一般是检查者本人）与患者的骨导听力。先检查健侧后检查患侧。将振动的音叉叉柄末端交替置于患者和正常人的乳突部鼓窦区。

（2）试验结果判读：①若两者听力时间相等，则为正常；②若患者骨导听力时间较正常人延长，即为施瓦巴赫试验阳性［ST（＋）］，考虑传导性聋；③若较正常人缩短，则为施瓦巴赫试验阴性［ST（－）］，考虑感音神经性聋。

5. 盖莱试验（Gelle test，GT）（又称镫骨活动试验）：

（1）试验方法：将振动的音叉叉柄末端置于患者乳突部鼓窦区，用鼓气耳镜交替向外耳道加压和减压，询问患者是否存在声音强弱的变化。此法为检查镫骨有无固定的试验法。

（2）试验结果判读：①若声音强弱波动（加压时骨导听力顿觉减弱，减压时恢复），即为盖莱试验阳性［GT（＋）］，表明镫骨活动正常；②若加压、减压时声音无变化，则为阴性［GT（－）］，此为镫骨底板固定征象。

6. 结果判断：3种试验方法的音叉检查结果比较见表2-1。

表2-1 音叉检查结果比较

试验方法	听力正常	传导性聋	感音神经性聋	混合性聋
林纳试验（RT）	（＋）	（－）	（＋）	（±）
韦伯试验（WT）	（＝）	→患耳或较重耳	→健耳或较轻耳	不定
施瓦巴赫试验（ST）	（±）	（＋）	（－）	（－）

三、鼻部检查

（一）外鼻检查

1. 检查方法：检查者面对患者，距离患者25～40 cm。

2. 检查内容：①视诊，观察外鼻有无畸形，鼻梁有无偏曲、塌陷，前鼻孔有无狭窄，皮肤色泽有无异常等；②触诊，以拇指和示指检查外鼻有无触痛，鼻骨有无塌陷、移位，有无骨摩擦感；③听诊，检查有无闭塞性或开放性鼻音；④闻诊，检查鼻分泌物性质及有无特殊臭味。

（二）鼻腔检查

1. 鼻前庭检查：

（1）检查方法：以拇指轻轻抬起鼻尖。

（2）检查内容：观察皮肤有无红肿、溃疡、疖肿、肿块，检查鼻毛有无脱落。

2. 鼻镜检查：

（1）前鼻镜检查：

1）检查方法：以拇指及示指捏住前鼻镜关节，一柄置于掌心，另外三指握于另一柄上，先将前鼻镜两叶合拢，置入患者鼻前庭后再打开；前鼻镜不宜置入过深；3种体位（图2-10）检查完毕后取出前鼻镜，取出时不可完全闭紧两叶。

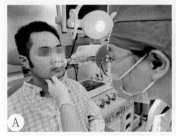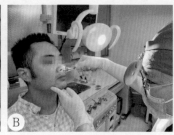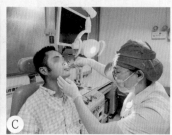

A.第一种体位头稍低；B.第二种体位头后仰30°；C.第三种体位头后仰60°。

图2-10　前鼻镜检查的3种体位

2）检查内容：①第一种体位头稍低，观察鼻腔底部、下鼻甲、下鼻道及鼻中隔前下部（观察鼻黏膜颜色，有无肿胀、萎缩等，各鼻道和嗅裂的宽窄，新生物及分泌物情况，鼻中隔有无偏曲）；②第二种体位头后仰30°，检查鼻中隔中段、中鼻甲、中鼻道和嗅裂中后部，检查内容同上；③第三种体位头后仰60°，查看鼻中隔上部、中鼻甲前端、鼻丘、嗅裂与中鼻道前部，检查内容同上。

（2）后鼻镜检查：又称间接鼻咽镜检查，检查后鼻孔和鼻咽部。

1）检查方法：嘱患者坐直，自然张口，用鼻呼吸；选用大小合适的后鼻镜，烘烤镜背，并于手背试温；以压舌板压于患者舌前2/3（图2-11），将后鼻镜送到软腭与咽后壁之间。

2）检查内容：镜面向上向前时，观察软腭的背面、鼻中隔后缘、后鼻孔、各鼻道及鼻甲的后段（注意上述部位黏膜有无充血、粗糙、出血、溃疡、新生物）；镜面向左右旋转，观察咽鼓管咽口及其周围结构，检查内容同上；镜面朝上，观察鼻咽顶部及腺样体，检查内容同上。

3）注意事项：①操作时应避免触及患者咽后壁及舌根，以免引起恶心；②后鼻镜置入后，可以凭鼻中隔后缘寻找左右后鼻孔和其他结构；③应适当转动镜面，以便全面观察；④镜中所见与实物左右相反。

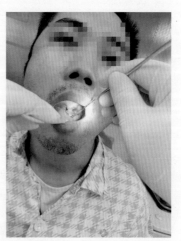

图2-11 后鼻镜检查法

（三）鼻窦检查

1. 鼻窦表面检查：观察患者面颊部、内眦及眉根处有无红肿、隆起，检查面颊、眼内上角处有无压痛，额窦前壁有无叩痛。

2. 行前鼻镜及后鼻镜检查时应注意观察中鼻道、嗅裂处是否有分泌物（中鼻道的分泌物提示前组鼻窦病变，嗅裂处的分泌物提示后组鼻窦病变），注意各鼻道是否有息肉或新生物，观察新生物的大小、质地、色泽等。

3. 鼻内镜检查：详见本章"六、内镜检查"。

四、口与咽喉部检查

（一）口唇及口腔检查

将光线照于患者唇部，观察口唇；嘱患者张口，以压舌板拨开颊部及牙齿间隙，观察牙齿、牙龈、颊部及腮腺开口；嘱患者继续张口，以压舌板压舌，观察硬腭、舌体；嘱患者抬起舌尖，观察口底及涎腺开口是否有肿胀、溃疡等。

（二）口咽检查

1. 检查方法：以压舌板将舌前2/3轻轻压下，嘱患者发"啊"音。

2. 检查内容：观察悬雍垂、软腭、腭舌弓、腭咽弓、咽后壁、咽侧壁（描述上述部位黏膜有无充血、溃疡、新生物，有无异常隆起，以排除脓肿或肿瘤）；观察扁桃体大小及形状（肿大者需分Ⅰ度、Ⅱ度、Ⅲ度），有无脓点、角化物或渗出物。咽反射敏感者可表面麻醉后再检查。

（三）鼻咽检查

1. 检查方法：嘱患者坐直，自然张口，用鼻呼吸；选用大小合适的后鼻镜，烘烤镜背，并于手背试温；以压舌板压于患者舌前2/3，将后鼻镜送到软腭与咽后壁之间。

2. 检查内容：镜面向上向前时，观察软腭的背面、鼻中隔后缘、后鼻孔、各鼻道及鼻甲的后段（注意上述部位黏膜有无充血、粗糙、出血、溃疡、新生物）；镜面向左右旋转，观察咽鼓管咽口及其周围结构，检查内容同上；镜面朝上，观察鼻咽顶部及腺样体，检查内容同上。

3. 注意事项：①操作时应避免触及患者咽后壁及舌根，以免引起恶心；②后鼻镜置入后，可以凭鼻中隔后缘寻找左右后鼻孔和其他结构；③应适当转动镜面，以便全面观察；④镜中所见与实物左右相反。

（四）喉咽及喉部检查

1. 检查方法：选用间接喉镜，右手执笔姿势持镜，烘烤镜背，并于手背试温；嘱患者张口伸舌，左手以纱布包裹患者舌前部，左手拇指、中指挟持舌前部并向前牵拉，经左侧口角将间接喉镜送入口咽，镜面朝前下，镜背将悬雍垂和软腭推向后上方（图2-12）。

2. 检查内容：观察舌根、会厌谷、喉咽后壁、喉咽侧壁、会厌舌面、会厌游离缘、舌会厌侧壁、杓状软骨及两侧梨状窝，注意以上部位有无充血、溃疡、增生，有无新生物，有无异物。嘱患者发"咿"音，使会厌向前上抬起，观察会厌喉面、杓会厌襞、杓间区、室带和声带，注意声带、杓状软骨及杓会厌襞活动情况。

3. 注意事项：①咽反射较重的患者可表面麻醉后再检查；②喉部各处应依次检查；③对于舌体厚短、舌系带过短、会厌过长的患者和幼儿，应耐心、仔细地检查；④间接喉镜中所示图像前后颠倒，但左右不颠倒；⑤间接喉镜中的图像呈椭圆形，所示声带、声门及其他组织均为实际长度的

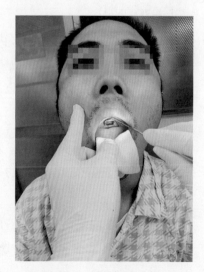

图2-12　间接喉镜检查法

2/3；⑥强光常使充血的黏膜颜色如正常或更浅，应注意辨别；⑦若检查不成功、患者不配合或无法检查全部结构者，还可利用特殊设备和器械进行喉部检查，如使用直接喉镜、支撑喉镜、纤维喉镜、动态喉镜等进行检查（详见本章"六、内镜检查"）。

五、头颈部浅表淋巴结触诊检查

1. 检查方法：告知患者取坐位（或仰卧位），检查者站在其对面（仰卧位时在其右侧）。在检查过程中应随时告知患者头部姿势以利于触摸淋巴结（嘱患者低头或将头偏向检查侧等）。检查者示指、中指、环指三指并拢，指腹紧贴检查部位，由浅及深进行滑动触诊。检查顺序为耳前、耳后、枕后、颌下、颏下、颈前三角、颈后三角、锁骨上。

2. 检查内容：是否触及肿大淋巴结（若触及肿大淋巴结，应检查淋巴结的部位、大小、数量、质地、活动度，有无触痛，有无粘连，局部皮肤有无红肿、瘢痕、瘘管等）。

六、内镜检查

1. 检查体位：患者可取坐位或仰卧位。取坐位时，检查者位于患者的对面，仰卧位时检查者位于患者的头部上方或侧方。对于不能配合者，需要医师或家属协助固定其头部及四肢。

2. 麻醉：在进行耳鼻咽喉内镜检查或相关操作时，可以应用表面麻醉药物。咽喉内镜检查常用的表面麻醉药物是0.5%~1%的丁卡因或2%的利多卡因。对于需观察声门下或气管内病变者，可以采用麻醉剂滴喉或经环甲膜穿刺注药等方式进行表面麻醉。注意麻醉剂量切勿超过药物中毒剂量，以免发生不良反应。对丁卡因过敏者及严重过敏性体质者禁用表面麻醉。特殊状态下的检查，如睡眠呼吸障碍患者的诱导睡眠下的内镜检查，需在麻醉医师的指导下进行。

3. 检查方法：

（1）软性内镜检查：检查时嘱患者放松，头部摆正，检查者一手握内镜操作部，另一手持内镜前端。接着常规进镜，原则上先观察健侧，再观察患侧，发现病变后应确定其部位、范围及与邻近结构的关系，并拍照记录，可以视病情需要进行活检等操作。

（2）硬性内镜检查：在进行硬性咽喉内镜检查时，患者取坐位，进行耳内镜检查时，患者可取卧位，受检侧朝上。可通过气体吹张、加热、涂防雾剂等方法，防止喉镜镜面起雾。进行硬性咽喉内镜检查时，嘱患者伸舌，可借助纱布包裹、牵拉舌前1/3，检查者将喉镜送入患者口咽部，镜面对准喉上口，镜头接近咽后壁处。嘱患者平静呼吸，观察部分口咽及舌根。在患者吸气及发"咿"音状态下，观察喉咽、喉部和气管上段结构及声带运动变化。行频闪喉镜检查时需要将麦克风固定于甲状软骨表面或直接连接在喉镜上，重点观察声带的振动方式、振动幅度、振动对称性、振动周期性、闭合相特征、黏膜波的特点、两侧声带垂直高度的差异等。

4. 观察要点：

（1）鼻咽部：鼻咽部检查时，首先观察双侧鼻腔，经鼻腔进镜至后鼻孔时，调整角度，嘱患者闭口用鼻吸气，充分暴露鼻咽部全貌。观察鼻咽顶壁、鼻咽后壁、咽隐窝、咽鼓管圆枕、咽鼓管咽口、软腭鼻咽面等部位，以及两侧对称性；注意观察鼻咽部是否有异常搏动，注意排查黏膜下病变。如鼻腔或后鼻孔狭窄，无法经鼻腔进镜时，可经口腔自悬雍垂、软腭后向上观察鼻咽部及后鼻孔情况。正常鼻咽部内镜图像如图2-13所示。

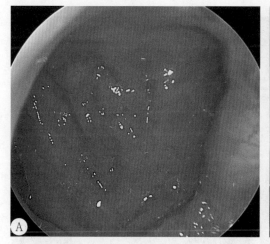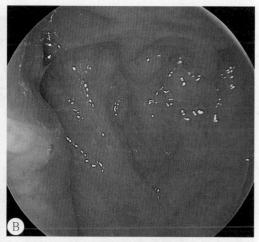

A.鼻内镜经左侧鼻腔观察鼻咽部，可见鼻咽顶壁、后壁黏膜光滑，咽隐窝未见隆起或异常分泌物，咽鼓管圆枕黏膜光滑，咽鼓管咽口通畅；B.鼻内镜经右侧鼻腔观察鼻咽部，可见鼻咽部双侧对称，未见异常搏动或新生物。

图2-13 正常鼻咽部内镜图像

（2）口咽部：经鼻腔进镜时，于鼻咽与口咽交界处注意观察软腭及悬雍垂背面有无病变、软腭运动情况。可嘱患者闭口捏鼻做强力吸气动作以观察咽腔塌陷和狭窄程度［苗勒氏试验（Mueller's maneuver）］。继而进镜检查口咽后壁、侧壁及扁桃体有无异常，同时观察口咽部宽敞程度、淋巴组织增生程度。嘱患者做低头伸舌动作或同时辅以仰头、低头及发"咿"音以更好地暴露舌根及会厌谷。检查时对于可疑部位辅以窄带成像技术（narrow-band imaging，NBI）等特殊光学处理的内镜检查，可提高早期癌的检出率。经口进镜时，患者发"咿"音可更好地暴露软腭、悬雍垂及双侧扁桃体，并观察软腭的抬举状态。正常口咽部内镜图像如图2-14所示。

（3）喉咽部：喉咽部检查时要注意远近结合，充分暴露检查部位。当内镜前端到达会厌水平时，嘱患者发"咿"音，重点观察喉咽部各个解剖分区的全貌和两侧梨状窝是否对称、梨状窝有无扩张及食物残留，随后内镜保持在杓区稍上方的位置，嘱患者深吸气，然后闭口鼓腮用力向外鼓气，屏住呼吸［改良瓦尔萨尔法（Valsalva's method）］，将喉咽后壁和环后区充分分开，重点观察喉咽后壁和环后区黏膜是否光滑以及双侧梨状窝尖部有无异常。如果观察效果不佳，可同时配合使用颈前皮肤牵拉法，用力向上牵拉颈部甲状软骨处皮肤（此法适合仰卧位）。然后内镜前端向下探入两侧梨状窝内部，观察梨状窝内外侧壁黏膜有无异常及双侧结构是否对称。正常喉咽部内镜图像如图2-15所示。

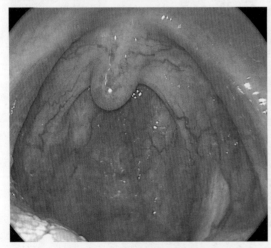

图2-14 正常口咽部内镜图像

经口进镜观察口咽部，口腔黏膜色泽红润，表面湿润、光滑，软腭及悬雍垂黏膜光滑，软腭居中，抬举良好，双侧扁桃体无肿大及溃疡，咽后壁可见少量散在淋巴滤泡。

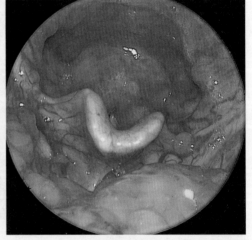

图2-15 正常喉咽部内镜图像

喉咽黏膜湿润、光滑，黏膜粉红色。两侧梨状窝对称，无扩张及食物残留。行瓦尔萨尔动作时，咽食管交界处清晰可见，未见明显异常或异物。

（4）喉部：喉部检查时，应仔细检查声门上、声门及声门下各个解剖分区及邻近区域，包括舌根、会厌谷、会厌舌面及喉面、室带、喉室、声带、前连合及后连合、杓状软骨、杓会厌襞、梨状窝及声门下的情况。动态观察患者呼吸、发"咿"音及吞咽时，会厌抬举、双侧杓状软骨、声带运动情况及喉部结构对称变化。还应注意观察吸气相声门开大程度及发"咿"音时声门闭合状态，以及是否存在声门上代偿。对可能累及声门下及气管的病变，可嘱患者深吸气，越过声门观察声门下或气管。行频闪喉镜检查时，需特别关注发音时声带振动及黏膜波的改变。正常喉部内镜图像如图2-16所示。

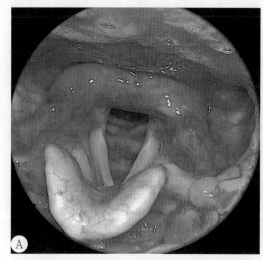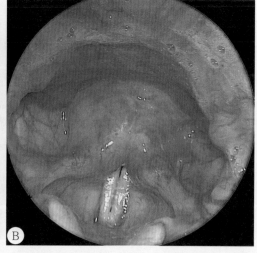

A.嘱患者做吸气动作，双侧声带处于开放状态，可见声门下方气管环；B.嘱患者发"咿"音，可见声门闭合良好。

图2-16　正常喉部内镜图像

喉部黏膜红润，表面湿润、光滑，未见红肿、溃疡。会厌未见充血或溃疡，抬举良好，双侧会厌谷对称，未见异物。双侧室带未见增厚，喉室对称，未见囊肿或隆起。双侧声带光滑、对称，未见明显的增厚、结节或息肉。双侧杓状软骨对称，运动良好。

（5）耳部：耳部检查时，可进行外耳道及鼓膜检查，注意操作过程中避免内镜碰触患者耳道及鼓膜。察看鼓膜时应适当调整耳镜方向：先观察鼓膜脐、光锥，再观察锤骨柄、短突及前、后皱襞。检查外耳道是否有充血、红肿、结痂、疖肿或者触痛，是否有耵聍、异物、分泌物等（若有黑污状或黄白色点片状，或真菌丝状分泌物，应拭净或冲洗干净后再进一步检查）；检查鼓膜结构是否完整，光锥是否存在，鼓膜色泽如何，是否有充血、内陷、萎缩斑或钙化斑（鼓膜有穿孔时，应检查穿孔部位、大小，检查听骨链、鼓室内情况）。操作中应注意动作轻柔，避免长时间牵拉患者耳廓。正常耳部内镜图像如图2-17所示。

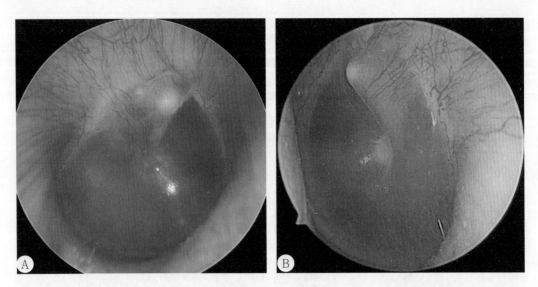

A.右耳内镜图像，外耳道未见耵聍、异物、分泌物等，鼓膜完整、呈半透明，光锥清楚，鼓膜无充
　血及内陷，鼓膜表面未见萎缩斑或钙化斑；B.左耳内镜图像，检查所见同右耳。

图2-17　正常耳部内镜图像

5. 检查后注意事项：

（1）行黏膜表面麻醉者，应在检查后1～2小时待咽喉部麻木感消失后再进食，
以免出现误吸。

（2）检查后出现任何不适者，应予观察至症状缓解后再嘱其离开。

（曾　楠　严　尚）

第三章

CHAPTER

耳鼻咽喉科操作要点

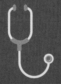

一、耳道异物取出

1. 准备：

（1）核对患者的姓名。

（2）向患者解释耳检查的目的，安抚患者并取得其同意以配合操作。

（3）物品准备：口罩、帽子、无菌手套、额镜、耵聍钩。

2. 操作过程：

（1）操作者正确戴好口罩、帽子。

（2）操作者进行手清洁和手消毒。戴无菌手套。

（3）体位：操作者与患者相对而坐，检查用光源置于患者头部左上方，患者受检耳朝向操作者正面，操作者调整额镜的反光焦点投照于患者外耳道。

（4）操作者单手将耳廓向后、上、外方轻轻牵拉，使外耳道变直，同时用示指将耳屏向前推压，使外耳道口扩大，以便看清外耳道、鼓膜和观察异物嵌顿的位置。选用耵聍钩取出异物，将异物出示给患者，继续观察耳内情况，检查耳内有无继发性损伤。操作完毕，取下额镜，向患者交代注意事项。

3. 操作后处理：复原所用物品，销毁废物、废料并丢弃到正确的位置。

二、鼓膜切开术

1. 准备：

（1）核对患者的姓名、床号、年龄。

（2）为患者做体格检查，核对患者的操作适应证和侧别。

（3）排除禁忌证。

（4）向患者交代操作的必要性、基本过程、配合要点，签署同意书。

（5）物品准备：耳镜、额镜、干棉签、耳签、无菌棉球、碘伏或75%酒精、1%丁卡因或鼓膜麻醉剂、棉片、鼓膜切开刀、吸引器、相应的治疗药物、无菌手套。

2. 体位：患者取坐位，患耳朝向佩戴额镜的操作者（若在耳内镜或显微镜下操作，则取卧位，患耳朝上）。

3. 麻醉：将1%丁卡因或鼓膜麻醉剂棉片贴于患侧鼓膜，麻醉5～10分钟；不合作儿童应全身麻醉。

4. 操作过程：

（1）用碘伏或75%酒精耳签消毒患侧外耳道2遍。

（2）用干棉签拭干净外耳道。

（3）戴无菌手套。

（4）选择大小合适的耳镜，一手的拇指和示指固定耳镜，窥清鼓膜紧张部，另一手施行鼓膜切开的操作。

（5）明视下，在距离鼓膜边缘2 mm处，用鼓膜切开刀从鼓膜的前下向后下方或反之做弧形切口，或者在前下或后下象限做放射状切口。对急性化脓性中耳炎的患者，可于鼓膜最膨隆处切开。（操作过程中需同时口述切开位置和方式）

（6）鼓膜切开后，即有少许血液、浆液或脓液由切口溢出，用棉签或吸引器清除。

（7）若为脓液，则送细菌培养和药敏试验。

5. 操作后处理：

（1）根据患者所患疾病，滴入或注入相应的治疗药物（如抗生素、糖皮质激素等）。

（2）用无菌棉球堵塞外耳道。

三、鼓膜穿刺术

1. 准备：

（1）核对患者的姓名、床号、年龄。

（2）为患者做体格检查，核对患者的操作适应证和侧别。

（3）向患者交代操作的必要性、基本过程、配合要点，签署同意书。

（4）物品准备：7号长穿刺针、1 mL注射器、耳镜、干棉签、耳签、额镜、1%丁卡因或鼓膜麻醉剂、棉片、碘伏或75%酒精、相应的治疗药物、无菌手套、波氏球。

2. 体位：患者坐于检查靠椅上，佩戴额镜的操作者坐于患者对面。

3. 麻醉：将1%丁卡因或鼓膜麻醉剂棉片贴于患侧鼓膜，麻醉5～10分钟。

4. 操作过程：

（1）用碘伏或75%酒精耳签消毒患侧外耳道2遍。

（2）用干棉签拭干净外耳道。

（3）戴无菌手套。

（4）将1 mL注射器接于7号长穿刺针上，检查穿刺针是否通畅。

（5）一手持耳镜并充分暴露鼓膜。

（6）口述穿刺点位置（鼓膜前下方或后下方，不可超过后上象限和后下象限的交界处）。

（7）另一手以穿刺针于穿刺点轻轻刺入鼓室（针头与鼓膜垂直），口述有落空感即停止。

（8）固定注射器及穿刺针。

（9）抽吸积液，并询问患者感受，如是否有好转等。

（10）抽吸结束，记录液体的量、颜色，还可注入相应的治疗药物（如糖皮质激素等）于鼓室内。

5. 操作后处理：

（1）取出穿刺针后，可用波氏球行咽鼓管吹张术，以将鼓室内残留的液体吹出。

（2）用耳签将外耳道内液体拭净。

（3）嘱患者于鼻腔内使用减充血剂，并行咽鼓管吹张术，以保持咽鼓管通畅，防止鼓膜粘连。

（4）嘱患者术后应避免患侧外耳道进水。

四、鼻窦负压置换

1. 准备：

（1）核对患者的姓名、床号、年龄。

（2）为患者做体格检查，核对患者的检查结果、操作适应证，排除禁忌证。

（3）向患者交代操作的必要性、基本过程、可能的不适及配合要点。

（4）物品准备：橄榄头、负压吸引装置、滴管、纱布、1%麻黄素滴鼻液、相应的治疗药物（如抗生素、激素等）、无菌手套。

（5）连接负压吸引装置的各项用品后，抽吸少量药液，检查机器性能是否完好、管道是否通畅。

2. 操作过程：

（1）嘱患者仰头，并沿两侧鼻孔外侧壁缓慢滴入1%麻黄素滴鼻液3~5滴。

（2）2~3分钟后嘱患者擤尽鼻涕。

（3）协助患者取仰卧位，肩下垫枕，嘱患者头尽量后垂，以使下颌部和外耳道口的连线与水平线（即床面）垂直。

（4）用滴管自每侧鼻的前鼻孔滴入2~3 mL治疗药液。

（5）嘱患者张口呼吸，并在吸引期间连续发"开、开、开"音，以使软腭上抬，关闭咽腔。

（6）戴无菌手套，用纱布轻压患者一侧鼻翼，封闭该侧前鼻孔。

（7）用连接吸引器（负压＜24 kPa）的橄榄头紧塞对侧鼻孔，1~2秒后迅速移开。

（8）一侧重复6~8次。

（9）两侧鼻孔交替进行。

3. 操作后处理：

（1）操作完毕，嘱患者坐起，轻轻吐出口内药液及分泌物。

（2）嘱患者15分钟内不可擤鼻、低头或弯腰，让药液留存于鼻窦腔内。

（3）告知患者下次治疗时间或后续治疗计划。

五、鼻腔冲洗

1. 准备：

（1）核对患者的姓名、床号、年龄。

（2）为患者做体格检查，核对患者的操作适应证和侧别。

（3）向患者交代操作的必要性、基本过程、可能的不适及配合要点。

（4）物品准备：橄榄头、冲洗器、温生理盐水、盛水盆、无菌手套。

（5）连接冲洗器的各项用品后，倒入温生理盐水，检查冲洗器是否通畅。

2. 体位：嘱患者坐直，头稍前倾并偏向冲洗侧。

3. 操作过程：

（1）再次核对患者的诊断和操作侧别，先冲洗堵塞较重的一侧。

（2）将盛有温生理盐水的冲洗器挂于墙上，冲洗器底部与患者头顶等高。

（3）将盛水盆置于患者下颌处。

（4）嘱患者张口呼吸，冲洗时勿说话，以免引起呛咳。

（5）戴无菌手套。

（6）将橄榄头置入冲洗侧的鼻前庭。

（7）慢慢打开冲洗器活塞，使水缓缓冲入鼻腔并由对侧鼻孔排出，若有液体流入咽部，则嘱患者吐出即可。

（8）关闭活塞，结束一侧鼻腔的冲洗后，将橄榄头置入另一侧鼻腔的鼻前庭，重复之前的冲洗步骤。

（9）两侧鼻腔交替进行冲洗，直到分泌物冲净为止。

4. 操作后处理：

（1）冲洗完毕，嘱患者头向前倾，让鼻腔内残余的生理盐水排出。

（2）嘱患者轻轻擤鼻，以排净鼻腔内液体及分泌物。

（3）提醒患者擤鼻切忌过急、过猛，切忌同时紧捏两侧鼻孔擤鼻，以防中耳感染。

六、前鼻孔填塞

1. 准备：

（1）核对患者的姓名、床号、年龄。

（2）为患者做体格检查，核对患者的操作适应证和侧别。

（3）核对患者的凝血功能、血常规及血压结果。

（4）向患者交代操作的必要性、基本过程、可能的不适及配合要点。

（5）物品准备：额镜、无菌碗、前鼻镜、枪状镊、弯盘、棉片、凡士林纱条、1%麻黄素、1%丁卡因、干棉球、胶布、无菌手套。

2. 体位：患者坐于检查靠椅上，佩戴额镜的操作者坐于患者对面。

3. 麻醉：

（1）于无菌碗中分别以1%丁卡因和1%麻黄素浸湿棉片。

（2）在前鼻镜下，以1%麻黄素棉片收缩操作侧鼻腔黏膜。

（3）在前鼻镜下，以1%丁卡因棉片麻醉下鼻道、下鼻甲、中鼻道及中鼻甲黏膜2～5分钟，共麻醉2次。

4. 出血点：在前鼻镜下探查出血部位，排除需进行电凝止血等其他治疗操作的情况，明确进行前鼻孔填塞的指征。

5. 操作过程：

（1）让患者端弯盘接于下颌处。

（2）操作者戴无菌手套。

（3）以枪状镊将凡士林纱条一端对折约10 cm。

（4）在前鼻镜下，用枪状镊将纱条折叠端送入患侧鼻腔，使之嵌于鼻腔后上部。

（5）将对折的纱条分开。

（6）使纱条短端平贴鼻腔上部，长端平贴鼻腔底部，形成一向外开放的"口袋"。

（7）将长纱条末端填入"口袋"深处，自上而下、从后向前进行填塞，使纱条紧紧地填满鼻腔。

（8）剪去前鼻孔多余的纱条。

（9）用干棉球填入前鼻孔，并用胶布固定。

6. 操作后处理：

（1）嘱患者张口，检查是否有血液自后鼻孔流入咽部。

（2）再次检查患者血压和一般情况，提出可能的针对病因的治疗。

（3）嘱患者保持头高位，适当制动，并告知其拔除纱条的时间。

七、后鼻孔填塞

1. 准备：

（1）核对患者的姓名、床号、年龄。

（2）为患者做体格检查，核对患者的操作适应证和侧别。

（3）核对患者的凝血功能、血常规及血压结果。

（4）向患者交代操作的必要性、基本过程、可能的不适及配合要点。

（5）物品准备：额镜、无菌碗、前鼻镜、枪状镊、弯盘、棉片、凡士林纱条、后鼻孔锥形纱球、粗丝线、小纱布卷、小号导尿管、中弯钳、压舌板、1%麻黄素、1%丁卡因、无菌手套。

2. 体位：患者坐于检查靠椅上，佩戴额镜的操作者坐于患者对面。

3. 麻醉：

（1）于无菌碗中分别以1%丁卡因和1%麻黄素浸湿棉片。

（2）在前鼻镜下，以1%麻黄素棉片收缩操作侧鼻腔黏膜。

（3）在前鼻镜下，以1%丁卡因棉片麻醉下鼻道、下鼻甲、中鼻道及中鼻甲黏膜2~5分钟，共麻醉2次。

　　4. 操作过程：

（1）让患者端弯盘接于下颌处。

（2）操作者戴无菌手套。

（3）在后鼻孔锥形纱球的尖端系粗丝线两根，底部系一根（死结）。

（4）用凡士林纱条润滑小号导尿管头端，自患者鼻腔插入至口咽部。

（5）以压舌板压舌后用中弯钳将导尿管头端牵出口外，尾端仍留在前鼻孔。

（6）将纱球尖端丝线缚于导尿管头端（活结，但须缚牢）。

（7）回抽导尿管尾端，将纱球引入口腔。

（8）继续牵拉导尿管，引出纱球尖端的丝线，使纱球紧塞后鼻孔。

（9）将凡士林纱条一端对折约10 cm。

（10）在前鼻镜下，用枪状镊将纱条折叠端送入患侧鼻腔，使之嵌于鼻腔后上部。

（11）将对折的纱条分开。

（12）使纱条短端平贴鼻腔上部，长端平贴鼻腔底部，形成一向外开放的"口袋"。

（13）将长纱条末端填入"口袋"深处，自上而下、从后向前进行填塞，使纱条紧紧地填满鼻腔。

（14）剪去前鼻孔多余的纱条。

（15）将拉出的纱球尖端丝线缚于一小纱布卷上并固定于前鼻孔。

（16）纱球底部的丝线自口腔引出，并固定于口角旁。

　　5. 操作后处理：

（1）嘱患者张口，检查咽后壁是否仍有血液流下。

（2）检查患者血压和一般情况，提出可能的针对病因的治疗。

（3）嘱患者保持头高位，适当制动，并告知其拔除填塞物的时间。

（4）填塞物留置期间给予患者足量抗生素治疗。

八、上颌窦穿刺冲洗术

1. 准备:

（1）核对患者的姓名、床号、年龄。

（2）为患者做体格检查，核对患者的操作适应证和侧别。

（3）核对患者的凝血功能、血常规结果，排除禁忌证。

（4）向患者交代穿刺目的和必要性，解释可能发生的并发症，签署同意书。

（5）物品准备：穿刺包（上颌窦穿刺针、针芯）、相应的治疗药物、额镜、无菌手套、无菌碗、弯盘、1%麻黄素、1%丁卡因、棉片、消毒棉球、前鼻镜、注射器、生理盐水。

2. 体位：患者坐于检查靠椅上，穿刺时佩戴额镜的操作者立于患者对面。

3. 麻醉:

（1）于无菌碗中分别以1%麻黄素和1%丁卡因浸湿棉片。

（2）在前鼻镜下，以1%麻黄素棉片收缩穿刺侧鼻腔黏膜1次。

（3）在前鼻镜下，以1%丁卡因棉片麻醉下鼻道及下鼻甲黏膜约5分钟，共麻醉2次。

4. 穿刺前检查:

（1）再次确认患者的姓名、床号、诊断和穿刺侧别。

（2）检查各无菌物品的消毒日期。

（3）打开穿刺包，戴无菌手套。

（4）检查消毒指示卡，核对包内器械是否齐全。

（5）检查注射器及针头是否通畅。

5. 操作过程:

（1）进针:

1）在前鼻镜窥视下进针。

2）进针点：穿刺针针尖置于下鼻甲前端之后1~1.5 cm的下鼻甲附着处的鼻腔外侧壁。

3）进针方向：朝向同侧外眦。

4）一手放下前鼻镜，改固定患者的头部，另一手始终持针。

5）掌心顶住针的尾端并用力钻动即可穿过骨壁进入窦内，有落空感即停止进针。

（2）冲洗：

1）拔出针内芯，将注射器连于接头。

2）嘱患者低头并将头偏向健侧，张口呼吸，手托弯盘。

3）回抽注射器，检查有无脓液，记录脓液的性质和量，并将脓液送细菌培养或病理检查。

4）更换注射器，抽取生理盐水，连接穿刺针，注入生理盐水，冲洗。

5）反复冲洗，直至盐水清亮为止。

（3）注药：冲洗完毕，注入相应的治疗药物（如庆大霉素、地塞米松等）。

6. 操作后处理：

（1）逆进针方向退出穿刺针。

（2）在下鼻道放入消毒棉球以压迫止血。

（3）交代术后注意事项，包括可能发生的并发症等。

九、气管插管

1. 准备：

（1）操作者正确戴好口罩、帽子。

（2）核对患者的姓名，了解患者的病情，检查患者头颈活动度、张口度、牙齿及鼻腔通畅情况，了解有无气管狭窄、移位等，判断患者能否插管及选择插管的途径、方法。

（3）向清醒的患者或其家属说明气管插管的目的、必要性、配合要点、注意事项，解释可能发生的并发症，签署同意书。

（4）物品准备：

1）无菌盘：内置喉镜、气管导管2根、纱布2块、牙垫、注射器、吸痰管。

2）喷雾器（应注明局部麻醉药名称和浓度)、胶布、管芯、生理盐水1瓶、无菌手套、简易呼吸器（含加压面罩）、吸引器、氧气装置、呼吸机、听诊器、无菌弯盘。

（5）检查无菌物品的消毒日期、气管导管的型号，检查气管导管的气囊有无漏气，打开的生理盐水瓶应注明打开时间和用途。

（6）安装喉镜，检查喉镜的灯泡、灯口。

（7）将气管导管及安装好的喉镜放入无菌弯盘内。

2. 操作过程（以经口气管插管为例）：

（1）操作者立于患者头侧，佩戴帽子、口罩，戴无菌手套。

（2）用纱布清除患者口腔、鼻腔分泌物，有假牙者需取下假牙。

（3）患者取平卧位，用软枕将患者头部垫高10 cm，并使其肩背紧贴病床，用抬颏推额法，尽量使口腔、咽腔、喉腔三轴线基本重叠于一条线上。

（4）左手持喉镜自患者口角右侧置入口内，喉镜片在置入的过程中应逐渐移向左侧，并将舌体挡在其左侧。

（5）看到会厌后，喉镜片置于会厌谷并将喉镜向前上方提起，显露声门，必要时可向舌根部、喉头、声门处喷洒局部麻醉药。切忌以上切牙作为杠杆支点后旋喉镜柄，以免损伤上切牙。

（6）助手此时可轻轻拉开患者嘴唇下方，以免遮挡操作者的视线，另可用手指轻柔地向下方或侧方压迫甲状软骨，使声门暴露得更明显。

（7）插管时，右手以握毛笔状持气管导管从患者的口腔右侧置入，导管前端对准声门后，再轻柔地将导管插入气管内，直至套囊完全进入声门。压迫患者胸部，听到导管口有出气声，即可置牙垫于患者磨牙间，然后退出喉镜。

（8）如声门显露不全，需借助管芯翘起气管导管前端以接近声门，一旦导管置入声门，立即拔去管芯，再推进导管。

（9）用注射器向气管导管的气囊内注入5~10 mL的空气，以不漏气为准。

（10）检查气管导管是否在气管内。气管导管在气管内时：①压迫患者胸部，导管口有气流；②用简易呼吸器（含加压面罩）为患者进行人工通气时，可见患者胸廓对称起伏，听诊双肺时，可听到清晰的肺泡呼吸音；③如使用透明导管，吸气时可见管壁清亮，呼气时可见管壁出现明显的白雾；④如患者有自主呼吸，操作者将面部靠近导管外端时，会感觉到气流。

（11）接呼吸机，必要时给患者吸痰。

（12）用胶布妥善固定导管和牙垫。

3. 操作后处理：

（1）轻柔复位患者头部。

（2）整理物品，妥善处理医疗垃圾。

（3）安抚患者，告知患者插管后注意事项，避免脱管。

（4）记录插管时间及深度。

4. 注意事项：

（1）应根据患者的性别、年龄、身材等选择气管导管的型号。

（2）插管时，喉头应暴露良好，视野清楚，操作轻柔，以免造成损伤。

（3）气管导管插入气管后，应检查双肺呼吸音是否正常，以检查导管有无误入支气管，接着固定导管，以防导管滑脱，并吸引气管内的分泌物。

（4）定期检查气管导管是否通畅，有无扭曲。

（5）气管导管套囊内充气要适度，其内压一般不高于4 kPa（30 mmHg），长时间留置时，需每4~6小时放气一次。

十、环甲膜穿刺术

1. 准备：

（1）核对患者的姓名、床号、年龄。

（2）检查患者的呼吸及全身情况。

（3）向患者或家属交代穿刺的必要性，解释可能发生的并发症，签署同意书。

（4）物品准备：环甲膜穿刺针、注射器、棉签、碘伏、头灯、2%利多卡因或其他气管内注射用药物、无菌手套、细小导管（必要时）、消毒纱布（必要时）。

2. 体位：协助患者取仰卧位或头高脚低位，操作者立于患者右侧。

3. 消毒：

（1）佩戴头灯，确认环甲膜大致位置。

（2）以环甲膜为中心，用蘸有碘伏的棉签由内向外消毒皮肤，消毒直径在10 cm以上。

（3）消毒不留空隙，动作不可拖拉、反复。

（4）至少消毒2遍。

4. 穿刺前检查：

（1）再次确认患者的姓名、床号、诊断。

（2）检查各无菌物品的消毒日期。

（3）打开消毒包，戴无菌手套。

（4）检查消毒指示卡。

（5）检查注射器及穿刺针头是否通畅。

5. 穿刺过程：

（1）麻醉：

1）核对麻醉剂为2%利多卡因。

2）局部浸润麻醉。

3）回抽无血再注射麻醉剂。

（2）穿刺：

1）嘱患者操作全程避免吞咽及咳嗽。

2）穿刺点定位于甲状软骨最突点向下约2 cm处，即甲状软骨下缘和环状软骨弓之间一约黄豆大小的凹陷处。

3）以左手拇指及示指按住并固定穿刺部位皮肤。

4）右手拇指及示指持穿刺针，垂直气管中线刺入。

5）当达喉腔有落空感时，应汇报并停止进针。

6）用带有少量2%利多卡因的注射器回抽检查，见有气泡被抽出。

7）患者有反射性咳嗽。

8）注入少量2%利多卡因。

9）固定注射器于垂直位置。

6. 操作后处理：

（1）根据穿刺目的进行其他操作，也可经穿刺针芯插入细小导管。

（2）如保留穿刺针，应用消毒纱布包裹并固定。

（3）注意后期的消毒和护理。

十一、气管切开术

1. 准备：

（1）核对患者的姓名、床号、年龄。

（2）为患者做体格检查，核对患者的操作适应证。

（3）检查患者的凝血功能、血常规、血氧饱和度，排除禁忌证。

（4）向患者交代气管切开的目的、必要性，解释可能发生的并发症，签署同意书。

（5）物品准备：气管切开包（圆刀、尖刀片、血管钳、拉钩、甲状腺拉钩、气管切口扩张器、齿镊、线剪、无菌开口纱布、无菌巾）、不同型号的气管套管、支撑垫、无菌手套、氧气及氧气管、吸引器及吸痰管、注射器、棉签、碘伏、2%利多卡因、生理盐水或0.05%糜蛋白酶、头灯或手术灯。

2. 体位：协助患者取仰卧位，肩下垫支撑垫，嘱患者头后仰，保持头部正中位。操作者打开手术灯或佩戴头灯。

3. 消毒：

（1）再次确认患者的姓名、床号、诊断和血氧饱和度。

（2）初步定位，以环状软骨下1～2横指为中心进行消毒。

（3）用蘸有碘伏的棉签由内向外消毒皮肤，消毒直径15 cm。

（4）注意消毒时勿留空隙，棉签不得返回已消毒区域。

（5）至少消毒2遍。

4. 操作前检查：

（1）检查各无菌物品的消毒日期。

（2）打开气管切开包，戴无菌手套。

（3）检查消毒指示卡，核对包内器械是否齐全。

（4）检查注射器及针头是否通畅。

（5）检查气管套管套囊有无破损。

5. 铺无菌巾：

（1）以气管为中心，先铺术者对侧，最后铺术者同侧。

（2）患者头侧的无菌巾只需展开部分，横行覆于上颈部，注意不能覆盖口鼻。

（3）无菌巾内缘距切口2～3 cm。

6. 操作过程：

（1）暴露气管：

1）自环状软骨下缘至胸骨上缘，沿颈前正中线以圆刀切开皮肤、皮下组织和颈阔肌。

2）用血管钳沿中线分离胸骨舌骨肌及胸骨甲状肌。

3）暴露甲状腺峡部，分离其下缘，用甲状腺拉钩将峡部向上牵引（必要时也可将峡部切断缝扎）。

4）适当分离气管前筋膜，充分暴露气管。

5）分离过程中，拉钩用力应均匀，使术野保持在中线，可以用手指确认环状软骨及气管。

（2）确认气管：

1）将带有2%利多卡因的注射器垂直插入暴露的气管中，回抽注射器，见有气泡被抽出。

2）向气管内注射少量2%利多卡因，以减少操作刺激。

（3）切开：

1）以尖刀片在第2~4气管环处自下向上挑开2个气管环。

2）刀尖不可刺入过深，以免刺伤气管后壁和食管前壁。

（4）插入气管套管：

1）以气管切口扩张器撑开气管切口。

2）顺着气管方向从一侧插入大小合适的带芯的气管套管（优选硅胶气管套管）。

3）立即取出管芯，检查是否有气流进出管道（若为金属套管，在确定有气流进出管道后应立即放入和固定内管）。

4）连接吸痰管和吸引器，吸净分泌物，用注射器向球囊内注入适量空气（使用金属套管则无此步骤）。

5）再次检查切口有无出血。

（5）插管后处理：

1）始终牢牢扶持导管以防导管脱出，连接导管和氧气管，打开氧气开关，根据病情调节氧流量。

2）将导管的细带绕过颈部，系死结以固定，松紧程度以能插入一指为宜。

3）一般不缝合切口，可用无菌开口纱布垫于套管下，若切口过大，可缝合切口上方。

7. 操作后处理：

（1）经气管套管吸氧治疗后，再次检查患者的血氧饱和度。

（2）经常给患者吸痰，每日定时清洗内管并消毒。

（3）定时经导管滴入生理盐水或0.05%糜蛋白酶等，以稀释痰液。

（4）每日换药。

（曾　楠　严　尚）

04

第四章

CHAPTER

耳科综合练习

一、练习1 双耳反复流脓伴听力下降10年

患者女，35岁，因"双耳反复流脓伴听力下降10年"就诊：

· 您作为耳鼻咽喉科接诊医师，请对患者进行问诊。

· 请为患者行专科体格检查。

· 患者需完善辅助检查，请分析辅助检查结果（图4-1、图4-2），并分析患者是否需要接受进一步检查。

· 结合上述结果，请给出患者的诊断、诊断依据及接下来的治疗方案。

【SP参考病史】

患者10年前双耳进水后出现耳流脓，脓液为黄色伴有臭味分泌物，伴听力下降，无发热、头痛，无恶心、呕吐等，自行使用药物治疗（具体不详）后，耳流脓缓解。双耳进水后仍反复流脓，听力逐渐下降，偶有耳鸣、耳闷，无嘴角歪斜，无耳内出血、发热等不适，未予治疗。音叉试验：林纳试验显示双侧AC<BC，施瓦巴赫试验显示双侧骨导听力时间延长，韦伯试验显示骨导听力偏向右侧。

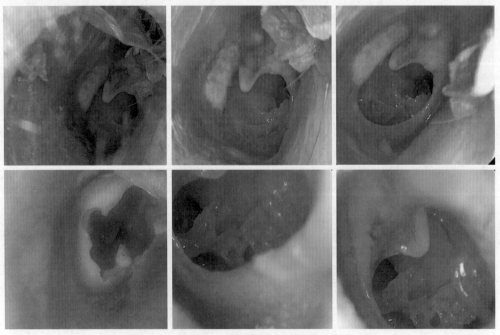

图4-1　本患者耳内镜图像

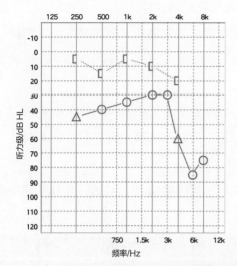
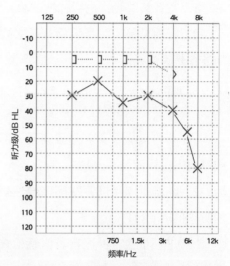

"○""×"是未加掩蔽时测得的气导听阈值所用符号，"□""△"是加掩蔽后测得的气导听阈值所用符号；"＜""＞"是未加掩蔽时测得的骨导听阈值所用符号，"［""］"是加掩蔽后测得的骨导听阈值所用符号。

图4-2　本患者纯音听阈测试结果[*]

【参考答案】

（一）问诊要点

1. 听力下降及耳流脓症状的出现是否有明确诱因；对于双耳听力下降的患者，需询问其哪一侧耳为主观感受弱侧耳，听力下降程度有无影响日常沟通，是否随着病程的延长出现渐进性听力下降；脓液性质如何，是什么颜色，有无恶臭味，有无伴随血性分泌物，流脓症状是间断存在还是持续存在等。

2. 病程中有无其他伴随症状，如耳鸣、耳闷、耳痛、耳痒不适、头晕及头痛等，有无出现口角歪斜、流口水、鼓腮漏气、眼睛闭不上等面瘫症状。

3. 症状出现后有无接受诊治及病程中的一般情况如何。

4. 既往史。

（二）查体要点

1. 检查双侧耳廓有无畸形，外耳道有无狭窄及分泌物，鼓膜穿孔位置在何处及穿

---

[*] 本书其他纯音听阈测试结果符号解析均与图4-2的一致，后文不再出注。

孔大小如何，还需进行鼻腔及鼻咽部的查体，观察鼻腔、鼻咽结构有无异常及病变。

2. 行音叉试验，包括林纳试验、韦伯试验及施瓦巴赫试验。

3. 行前鼻镜、后鼻镜检查，必要时嘱患者做瓦尔萨尔动作（捏鼻鼓气）以明确咽鼓管是否通畅。

（三）辅助检查

1. 耳内镜检查：双侧鼓膜紧张部中央型穿孔，鼓膜穿孔残边可见钙化灶形成，鼓室内未见积液及新生物。

2. 纯音听阈测试：双侧传导性聋，右耳气导平均听阈值40 dB HL，左耳气导平均听阈值31 dB HL。

3. 进一步检查：完善鼻内镜检查以了解鼻腔、鼻窦及鼻咽部情况；完善颞骨计算机断层扫描（computed tomography，CT）检查以明确中耳有无病变及病变范围、中耳解剖有无异常。

（四）诊断及治疗

1. 诊断：慢性化脓性中耳炎（双侧）；鼓室硬化（双侧）。

2. 诊断依据：①长期双耳流脓及听力下降病史；②查体见双侧鼓膜紧张部中央型穿孔，鼓膜穿孔残边可见钙化灶形成。

3. 治疗方案：患者双侧传导性聋，右耳为听力下降明显耳，纯音听阈测试结果符合右耳气导听力差于左耳，可行右耳耳内镜或显微镜下鼓室成形术。

二、练习2 右耳听力下降15年

患者男，15岁，因"右耳听力下降15年"就诊：

· 您作为耳鼻咽喉科接诊医师，请对患者进行问诊。

· 请为患者行专科体格检查。

· 患者需完善辅助检查，请分析辅助检查结果（图4-3、图4-4、图4-5），并分析患者是否需要接受进一步检查。

· 结合上述结果，请给出患者的诊断、诊断依据及接下来的治疗方案。

【SP参考病史】

家属发现患者自幼出现右耳听力下降，但无耳流脓等不适。家属未带患者接受系统诊治。患者无耳闷，无嘴角歪斜，无头晕、头痛，无耳内出血、发热等不适。音叉试验：林纳试验显示右侧AC<BC，施瓦巴赫试验显示右侧骨导听力时间延长，韦伯试验显示骨导听力偏向右侧。

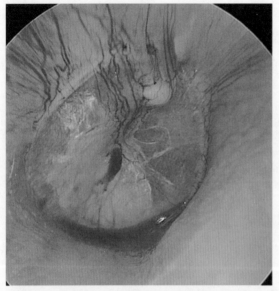

图4-3 本患者耳内镜图像

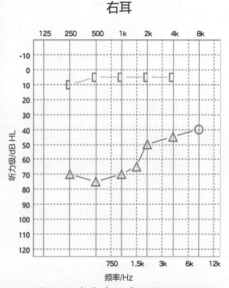

图4-4 本患者纯音听阈测试结果

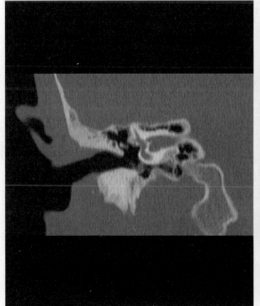

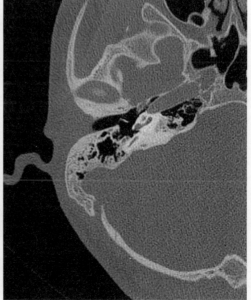

图4-5 本患者颞骨CT图像

【参考答案】

（一）问诊要点

1. 听力下降有无诱因，症状是突然出现还是无意中发现，症状出现后是否稳定；听力下降有无波动性，有无加重或缓解的因素；听力下降是否影响日常交流及生活。

2. 病程中有无其他伴随症状，如耳鸣、耳闷、耳痛、耳痒不适、头晕及头痛等，有无出现口角歪斜、流口水、鼓腮漏气、眼睛闭不上等面瘫症状。

3. 症状出现后有无接受诊治及病程中的一般情况如何。

4. 既往史：出生时有无做听力筛查，筛查是否通过，有无高热的脑膜炎病史及可能的耳毒性药物使用史等。

（二）查体要点

1. 检查双侧耳廓有无畸形，外耳道有无狭窄及分泌物，鼓膜有无穿孔，鼓室内有无积液及新生物等。

2. 行音叉试验，包括林纳试验、韦伯试验及施瓦巴赫试验。

（三）辅助检查

1. 耳内镜检查：鼓膜完整，无明显内陷，松弛部充血，鼓膜紧张部下方内侧鼓室可见边缘欠规整的白色新生物，鼓室内未见积液。

2. 纯音听阈测试：右侧传导性聋，骨导听力正常，气骨导听阈值差约60 dB HL。

3. 颞骨CT检查：右侧中鼓室可见密度均一的孤立性软组织影，与听小骨关系密切，周围骨质未见破坏，乳突气房为混合型。

4. 进一步检查：完善鼻内镜检查以了解鼻腔、鼻窦及鼻咽部情况，必要时行中耳磁共振成像（magnetic resonance imaging，MRI）增强扫描检查。

（四）诊断及治疗

1. 诊断：先天性中耳胆脂瘤（右侧）；先天性听骨链畸形（右侧）。

2. 诊断依据：①自幼发现右耳听力下降病史，无长期耳流脓病史及听力进行性下降病史；②查体见鼓膜完整，无明显内陷，松弛部充血，鼓膜紧张部下方内侧鼓室可见边缘欠规整的白色新生物，未见鼓室内积液，音叉试验提示右侧传导性聋；③颞骨CT检查提示右侧中鼓室孤立性软组织影，周围骨质未见破坏。

3. 治疗方案：患者右侧传导性聋，纯音听阈测试结果提示骨导听力正常，气骨导听阈值差约60 dB HL，此多提示听骨链中断，可行右耳耳内镜或显微镜下鼓室探查术＋听骨链重建术。

三、练习3 左耳耳鸣、听力下降3天

患者男，46岁，因"左耳耳鸣、听力下降3天"就诊：

· 您作为耳鼻咽喉科接诊医师，请对患者进行问诊。

· 请为患者行专科体格检查。

· 患者需完善辅助检查，请分析辅助检查结果（图4-6、图4-7），并分析患者是否需要接受进一步检查。

· 结合上述结果，请给出患者的诊断、诊断依据及接下来的治疗方案。

【SP参考病史】

患者3天前喝酒后出现左耳持续性耳鸣，似风扇声，晨起时减轻，伴左耳听力下

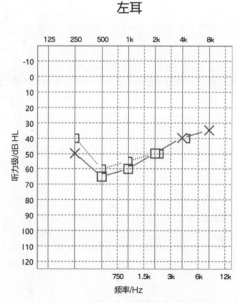

图4-6 本患者纯音听阈测试结果

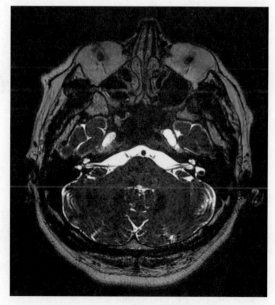

图4-7 本患者内耳MRI图像

降，偶有左耳闷，用手压耳屏后耳闷缓解。眩晕发作1次，有站立不稳感，持续约十几分钟后缓解，未感外界声音刺耳、变调，无恶心、呕吐，无耳痛、耳流脓，无头痛、意识丧失、肢体麻木、无力等不适。患者起病前无上呼吸道感染，无使用耳毒性药物及其他药物史，无噪声接触史。音叉试验：林纳试验显示双侧AC＞BC，施瓦巴赫试验显示双侧骨导听力时间缩短，韦伯试验显示骨导听力偏向右侧。

【参考答案】

（一）问诊要点

1. 起病有无诱发因素；听力下降的程度如何，出现听力下降后有无波动性或渐进性听力下降；耳鸣持续多长时间，耳鸣性质、响度如何，有无影响日常生活，影响程度如何；头晕时是否有天旋地转感、站立不稳感、晕厥前状态、头昏沉感（头重脚轻），头晕发作与体位变化有无关系，头晕持续多长时间，有无缓解或加重的因素等。

2. 病程中有无其他伴随症状，如耳闷、耳周感觉异常、听觉过敏及头痛等症状。

3. 症状出现后有无接受诊治及病程中的一般情况如何。

4. 既往史：有无听力下降、耳鸣、头晕发作病史及相关系统性疾病病史。

（二）查体要点

1. 检查双侧耳廓有无畸形，外耳道有无狭窄及分泌物，鼓膜有无穿孔，鼓室内有无积液。

2. 行音叉试验，包括林纳试验、韦伯试验及施瓦巴赫试验。

3. 行床边前庭功能检查，包括眼球震颤的观察、直立倾倒试验、原地踏步试验等。

（三）辅助检查

1. 纯音听阈测试：左侧全频下降型感音神经性聋，平均听阈值约60 dB HL。

2. 内耳MRI检查：双侧内耳结构正常、无畸形，双侧内听道未见占位性病变。

3. 进一步检查：声导抗检查（鼓室导抗测量及镫骨肌声反射）、前庭双温试验，有条件者可行前庭肌源性诱发电位检查。

（四）诊断及治疗

1. 诊断：突发性耳聋（左侧）。

2. 诊断依据：①突然发生的单侧全频听力下降的感音神经性听力损失；②无明确病因，影像学检查排除蜗后占位性病变。

3. 治疗方案：患者为平坦型听力下降，根据2015年中国突发性耳聋指南可予糖皮质激素+巴曲酶+银杏叶提取物治疗。

四、练习4 右耳听力下降2年，耳鸣1年

患者男，14岁，因"右耳听力下降2年，耳鸣1年"就诊：

·您作为耳鼻咽喉科接诊医师，请对患者进行问诊。

·请为患者行专科体格检查。

·患者需完善辅助检查，请分析辅助检查结果（图4-8、图4-9、图4-10），并分析患者是否需要接受进一步检查。

·结合上述结果，请给出患者的诊断、诊断依据及接下来的治疗方案。

【SP参考病史】
▼

患者2年前初次使用耳机时发现右耳听力下降，无耳痛、耳流脓、耳闷、耳鸣、耳出血，无发热、头痛，无恶心、呕吐，无头晕，当时未予重视。1年前出现右耳间断性耳鸣，呈"噗噗"声，遂就诊并接受纯音听阈测试检查，结果显示右耳中重度传导性听力下降，口服药物治疗后，患者耳鸣缓解，但听力下降无改善。音叉试验：林纳试验显示左侧AC＞BC、右侧AC＜BC，施瓦巴赫试验显示右侧骨导听力时间延长，韦伯试验显示骨导听力偏向右侧。

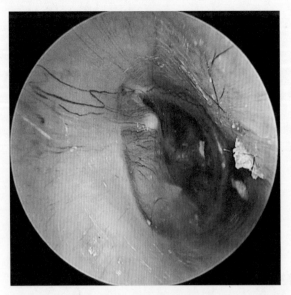

图4-8 本患者耳内镜图像

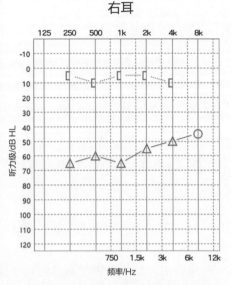

图4-9 本患者纯音听阈测试结果

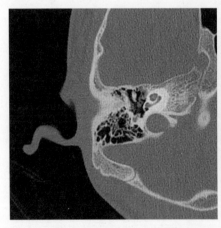

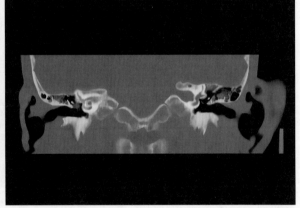

图4-10 本患者颞骨CT图像

【参考答案】

（一）问诊要点

1. 听力下降的出现有何特点，是无意中发现还是突然发生，出现听力下降后有无波动性或渐进性听力下降，听力下降的程度如何等；耳鸣持续多长时间，耳鸣性质（持续性、间歇性或搏动性）、响度如何，有无影响日常生活，影响程度如何。

2. 患者病程中有无其他伴随症状，如耳闷、耳痛、耳流脓、头晕及头痛等症状。

3. 症状出现后有无接受诊治及病程中的一般情况如何。

4. 既往史：出生时有无做听力筛查，筛查是否通过，有无高热的脑膜炎病史及可能的耳毒性药物使用史等。

（二）查体要点

1. 检查双侧耳廓有无畸形，外耳道有无狭窄及分泌物，鼓膜有无穿孔，鼓室内有无积液及新生物等。

2. 行音叉试验，包括林纳试验、韦伯试验及施瓦巴赫试验。

（三）辅助检查

1. 耳内镜检查：右耳外耳道通畅，鼓膜完整，紧张部后上、后下象限可见鼓室内有白色斑片影，鼓室内未见积液。

2. 纯音听阈测试：右侧传导性聋，气骨导听阈值差约60 dB HL。

3. 颞骨CT检查：右侧后鼓室可见密度均一的孤立性软组织影，与听小骨关系密切，镫骨结构消失，乳突气房为气化型。

4. 进一步检查：完善鼻内镜检查以了解鼻腔、鼻窦及鼻咽部情况，必要时行中耳MRI增强扫描检查。

（四）诊断及治疗

1. 诊断：先天性中耳胆脂瘤（右侧）。

2. 诊断依据：①发现右耳听力下降，无长期耳流脓病史；②查体见鼓膜完整，无明显内陷，松弛部稍充血，紧张部后上、后下象限可见鼓室内有白色斑片影，音叉试验提示右侧传导性聋；③颞骨CT检查提示右侧后鼓室孤立性软组织影，听小骨破坏。

3. 治疗方案：患者右侧传导性聋，纯音听阈测试结果提示气骨导听阈值差约60 dB HL，胆脂瘤的形成后破坏了听小骨结构，可行右耳耳内镜或显微镜下鼓室探查术＋听骨链重建术。

五、练习5　右耳听力下降1年，耳鸣2个月

患者女，34岁，因"右耳听力下降1年，耳鸣2个月"就诊：

·您作为耳鼻咽喉科接诊医师，请对患者进行问诊。

·请为患者行专科体格检查。

·患者需完善辅助检查，请分析辅助检查结果（图4-11、图4-12、图4-13），并分析患者是否需要接受进一步检查。

·结合上述结果，请给出患者的诊断、诊断依据及接下来的治疗方案。

【SP参考病史】

患者1年前无明显诱因出现右耳听力下降，无耳痛、耳流脓、耳鸣、耳闷、头晕、呕吐等不适，当时未接受诊治。2个月前右耳出现耳闷及持续性耳鸣，耳鸣呈"隆隆"声，听力下降逐渐加重。音叉试验：林纳试验显示左侧AC＞BC、右侧AC＜BC，施瓦巴赫试验显示右侧骨导听力时间延长，韦伯试验显示骨导听力偏向右侧。

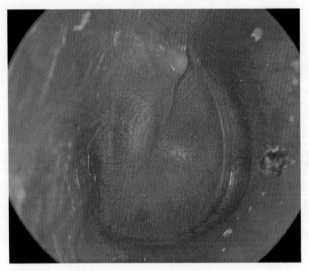

图4-11　本患者耳内镜图像

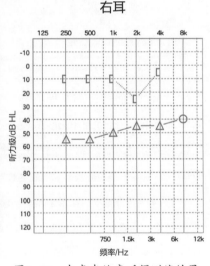

右耳

图4-12　本患者纯音听阈测试结果

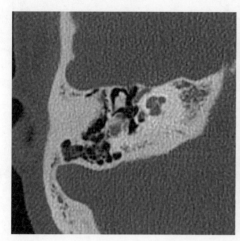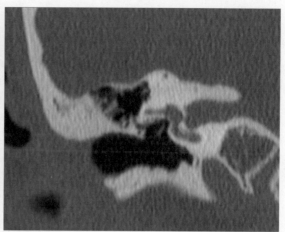

图4-13　本患者颞骨CT图像

【参考答案】

（一）问诊要点

1. 听力下降的出现有何特点，是无意中发现还是突然发生，出现听力下降后有无波动性或渐进性听力下降，听力下降的程度如何等；耳鸣持续多长时间，耳鸣性质（持续性、间歇性或搏动性）、响度如何，有无影响日常生活，影响程度如何，耳鸣的出现与听力下降有无相关性；耳闷持续多长时间，影响程度如何，有无缓解或加重的因素，耳闷的出现对听力有无影响及有无伴随鼻塞、流涕等症状。

2. 病程中有无其他伴随症状，如耳痛、耳流脓、头晕及头痛等症状。

3. 症状出现后有无接受诊治及病程中的一般情况如何。

4. 既往史及听力下降家族史。

（二）查体要点

1. 检查双侧耳廓有无畸形，外耳道有无狭窄及分泌物，鼓膜有无穿孔，鼓室内有无积液及新生物等。

2. 行音叉试验，包括林纳试验、韦伯试验及施瓦巴赫试验。

（三）辅助检查

1. 耳内镜检查：鼓膜完整，但稍浑浊，鼓室内未见积液及新生物。

2. 纯音听阈测试：右侧传导性聋，骨导听力曲线在2 kHz区出现卡哈切迹，气骨导听阈值差约35 dB HL。

3. 颞骨CT检查：中耳解剖结构正常，未见软组织影。

4. 进一步检查：声导抗检查（鼓室导抗测量和镫骨肌声反射），有条件可行宽频声导抗检查+共振频率。

（四）诊断及治疗

1. 诊断：耳硬化症（右侧）。

2. 诊断依据：①右耳渐进性听力下降，伴耳鸣及耳闷，无耳流脓及耳外伤病史；②查体见鼓膜完整，无异常，音叉试验提示右侧传导性聋；③颞骨CT检查提示中耳未见明显异常，听骨链结构正常。

3. 治疗方案：可行右耳耳内镜或显微镜下鼓室探查术+人工镫骨植入术。

六、练习6 左耳耳痛、听力下降2周

患者男，12岁，因"左耳耳痛、听力下降2周"就诊：

·您作为耳鼻咽喉科接诊医师，请对患者进行问诊。

·请为患者行专科体格检查。

·患者需完善辅助检查，请分析辅助检查结果（图4-14、图4-15），并分析患者是否需要接受进一步检查。

·结合上述结果，请给出患者的诊断、诊断依据及接下来的治疗方案。

【SP参考病史】

患者2周前掏耳后出现左耳耳痛，听力较前下降，伴耳流脓，无耳鸣、耳闷等不适，遂就诊。经检查，患者左侧外耳道有耵聍，耵聍质硬，触之易出血，经反复泡耳及洁耳仍未能完全取出，外耳道深处见白色上皮。音叉试验：林纳试验显示右侧AC＞BC、左侧AC＜BC，施瓦巴赫试验显示左侧骨导听力时间延长，韦伯试验显示骨导听力偏向左侧。

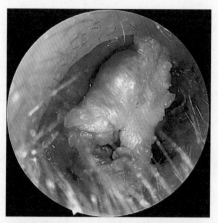

图4-14 本患者耳内镜图像

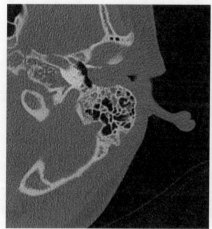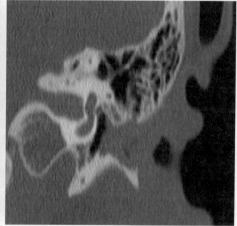

图4-15 本患者颞骨CT图像

【参考答案】

（一）问诊要点

1. 听力下降及耳痛症状的出现有无明确诱因（一般诱因包括外耳进水、挖耳等）；听力下降持续多长时间，有无波动性或渐进性听力下降，听力下降的程度如何等；耳痛性质（刺痛、钝痛或抽痛等）及其发作形式（阵发性或持续性）如何，有无缓解或加重的因素等。

2. 病程中有无其他伴随症状，如耳鸣、耳闷、耳流脓、流血、头晕及头痛等症状。

3. 症状出现后有无接受诊治及病程中的一般情况如何。

4. 既往史。

（二）查体要点

1. 检查双侧耳廓有无畸形，乳突有无压痛，外耳道有无狭窄及占位性病变，鼓膜有无穿孔。

2. 行音叉试验，包括林纳试验、韦伯试验及施瓦巴赫试验。

（三）辅助检查

1. 耳内镜检查：左侧外耳道肿胀，外耳道见一肉芽样新生物及棕色团块，表面潮湿。

2. 颞骨CT检查：软组织影占据左侧外耳道，外耳道壁骨皮质吸收，乳突气房可见阻塞性炎症；中耳未见明显异常。

3. 进一步检查：完善纯音听阈测试检查以明确听力下降的情况，必要时行外耳道病变病理活检以明确诊断。

（四）诊断及治疗

1. 诊断：外耳道胆脂瘤（左侧）。

2. 诊断依据：①左耳耳痛、听力下降2周；②音叉试验提示左侧传导性聋；③颞骨CT检查提示左侧外耳道软组织影，外耳道壁骨皮质吸收，乳突气房可见阻塞性炎症。

3. 治疗方案：可行左耳耳内镜下外耳道胆脂瘤取出术，若术中发现鼓膜穿孔，可观察3个月，仍不能愈合者，可行鼓膜修补术。

（张　略　张全明）

05

第五章

CHAPTER

鼻科综合练习

一、练习1 鼻痒、打喷嚏、流清涕3年，左侧渐进性鼻塞3个月

患者男，30岁，因"鼻痒、打喷嚏、流清涕3年，左侧渐进性鼻塞3个月"
就诊：

· 您作为耳鼻咽喉科接诊医师，请对患者进行问诊。

· 请为患者行专科体格检查。

· 患者需完善辅助检查，请分析辅助检查结果（图5-1、图5-2），并分析患
  者是否需要接受进一步检查。

· 结合上述结果，请给出患者的诊断、诊断依据及接下来的治疗方案。

【SP参考病史】

▼

患者3个月前无明显诱因出现左侧鼻塞，呈间歇性，伴打喷嚏、流清涕、鼻干、
鼻痒，鼻塞时偶有左侧耳闷，无鼻出血、嗅觉减退，无头晕、头痛等不适，偶有鼻涕
倒流至咽部，自行使用羟甲唑啉喷鼻后自觉鼻塞好转，但停药后易复发。

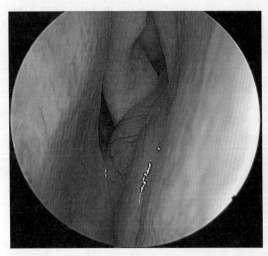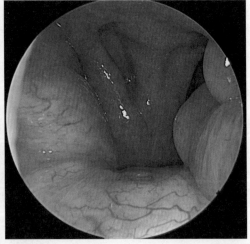

图5-1　本患者鼻内镜图像

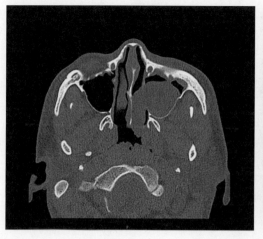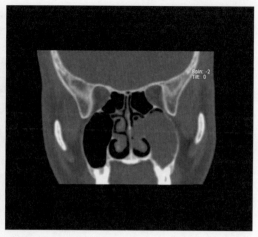

图5-2　本患者鼻窦CT图像

【参考答案】

（一）问诊要点

1. 鼻部症状（如鼻塞、流涕、打喷嚏、嗅觉下降或丧失、鼻出血、鼻涕倒流等）何时发作，持续多长时间，有何特点；有无头痛、面部胀痛，疼痛的具体位置在何处，有无时间特点，有无季节性发作规律和让症状加重的环境因素。

2. 既往史：有无糖尿病等心脑血管疾病病史，有无哮喘等过敏性疾病病史，既往药物治疗后的转归如何，有无阿司匹林等药物的使用史。

3. 个人史：有无吸烟饮酒史等。

4. 家庭史：家庭中有无类似症状的患者。

（二）查体要点

1. 视诊：观察外鼻形态，如有无蛙鼻、鞍鼻，外鼻是否居中、对称等。

2. 触诊：检查外鼻、鼻周、鼻窦投影区有无压痛；触诊颈部淋巴结有无肿大、压痛。

3. 鼻腔检查：重点检查鼻腔内有无肿物，鼻中隔有无偏曲，鼻甲有无肥厚、水肿。按前鼻镜检查的3种体位，检查鼻腔黏膜颜色，鼻腔分泌物性状，鼻腔肿物的位置、颜色、大小、质地，中、下鼻甲的形状、大小，中、下、总鼻道有无分泌物及新生物，鼻中隔有无偏曲，嗅区有无占位，钩突有无肥大或息肉变。鼻腔使用羟甲唑啉后，观察鼻腔黏膜、鼻甲和肿物有无改变。

（三）辅助检查

1. 鼻内镜检查：左图提示左侧中鼻道可见一肿物，肿物色淡白、半透明，表面光滑。右图提示左侧鼻腔肿物倒坠入鼻咽部，鼻腔黏膜苍白，无明显分泌物倒坠入鼻咽部，鼻咽部光滑。

2. 鼻窦CT检查：轴位图（左图）及冠状位图（右图）均提示左侧上颌窦及左侧鼻腔内有一肿物，肿物密度均匀，病变周围组织形态无明显破坏，余鼻腔、鼻甲、鼻窦未见明显异常。

3. 进一步检查：发现单侧病变，需警惕鼻腔、鼻窦良恶性肿瘤，可进一步完善鼻窦MRI平扫+增强扫描检查；完善变应原检测。

（四）诊断与治疗

1. 诊断：鼻息肉（左侧）；上颌窦炎（左侧）；变应性鼻炎。

2. 诊断依据：①鼻痒、打喷嚏、流清涕3年，左侧渐进性鼻塞3个月。②查体见左侧中鼻道有新生物，表面光滑，呈半透明状；鼻腔黏膜苍白。③鼻内镜检查提示左侧中鼻道可见一肿物，肿物色淡白、半透明，表面光滑，肿物脱垂至鼻咽部，鼻咽部光滑；鼻窦CT检查提示左侧上颌窦及左侧鼻腔内有一肿物，肿物密度均匀，病变组织形态无明显破坏，余鼻腔、鼻甲、鼻窦未见明显异常。

3. 治疗方案：根据2018年中国鼻窦炎指南，短期口服糖皮质激素可迅速缩小鼻息肉体积，缓解临床症状，此称为"药物性息肉切除"。但口服糖皮质激素治疗慢性鼻窦炎伴鼻息肉（chronic rhinosinusitis with nasal polyps，CRSwNP）的临床疗效难以维持，故不建议对CRSsNP患者单纯应用口服糖皮质激素治疗。综合考虑，本病例患者应在使用短期口服激素及鼻用激素治疗后再行手术治疗，切除鼻息肉，开放左侧上颌窦。术后可应用鼻喷激素及口服激素治疗，定期清理术腔。对于变应性鼻炎的治疗，首先应脱离过敏原，必要时使用鼻喷激素及口服抗组胺、白三烯等药物治疗，其次应根据变应原检测结果评估是否行脱敏治疗。

二、练习2 鼻部外伤后变形10天

患者男，29岁，因"鼻部外伤后变形10天"就诊：

· 您作为耳鼻咽喉科接诊医师，请对患者进行问诊。

· 请为患者行专科体格检查。

· 患者需完善辅助检查，请分析辅助检查结果（图5-3），并分析患者是否需要接受进一步检查。

· 结合上述结果，请给出患者的诊断、诊断依据及接下来的治疗方案。

【SP参考病史】

患者10天前鼻部受到他人拳头打伤后出现鼻部疼痛，鼻梁肿胀变形伴有鼻塞、鼻腔出血，出血数小时后自行止住，鼻梁皮肤无破裂出血，当时有头晕、头痛、意识模糊，无意识丧失。

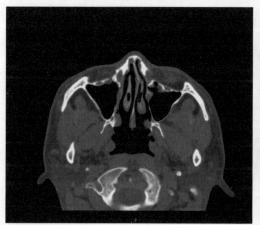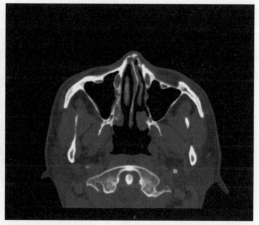

图5-3 本患者鼻骨CT图像

【参考答案】

（一）问诊要点

1. 鼻部何时受伤，如何受伤的，有无鼻出血、鼻漏，有无皮肤破损，有无鼻周症状（如视物模糊、视物重影、眼球运动障碍等）、颅内症状（如意识丧失、头痛、呕吐等）。病程中有无接受治疗及疾病转归如何。

2. 既往史：有无鼻部症状（如鼻塞、流涕、头痛、嗅觉减退），有无糖尿病等心脑血管疾病病史，有无药物使用史。

3. 个人史：有无吸烟饮酒史等。

（注意，因医保及工伤保险等原因，需详细记录患者外伤或意外伤害发生的情况，避免因病历不清引发报销或工伤判定纠纷。）

（二）查体要点

1. 视诊：观察外鼻整体形态，如有无畸形、皮肤肿胀青紫、皮肤破损等。

2. 触诊：检查外鼻有无疼痛、骨擦音等。

3. 鼻周情况：检查眼眶有无肿胀，眼球运动、形态及眼部视力有无改变等。

4. 鼻腔检查：检查鼻腔内情况，如鼻中隔有无骨折、脱位、偏曲，鼻腔通气空间是否足够，鼻腔黏膜、鼻甲形态、分泌物形态有无改变，有无脑脊液等异常分泌物等。

（三）辅助检查

1. 鼻骨CT检查：两张CT轴位图均可见鼻骨、鼻中隔骨折，鼻中隔偏曲，上颌窦前壁可疑局部骨折，鼻腔、鼻窦内未见明显积液及新生物，鼻咽部光滑。

2. 进一步检查：完善鼻内镜检查以明确鼻腔内情况，如有无鼻中隔骨质暴露及有无出血、脑脊液漏等情况。

（四）诊断与治疗

1. 诊断：鼻骨骨折；鼻中隔骨折；鼻外伤。

2. 诊断依据：①鼻部外伤后变形10天；②查体见外鼻形态改变，鼻中隔骨折、偏曲；③鼻骨CT检查提示鼻骨骨折、鼻中隔骨折。

3. 治疗方案：建议行闭合性鼻骨骨折复位术，同步行鼻中隔复位术，如鼻中隔复位效果差，可行二期鼻中隔矫正术。

三、练习3 双侧鼻塞1年，加重半个月

患者男，44岁，因"双侧鼻塞1年，加重半个月"就诊：

- 您作为耳鼻咽喉科接诊医师，请对患者进行问诊。
- 请为患者行专科体格检查。
- 患者需完善辅助检查，请分析辅助检查结果（图5-4、图5-5），并分析患者是否需要接受进一步检查。
- 结合上述结果，请给出患者的诊断、诊断依据及接下来的治疗方案。

【SP参考病史】

患者1年前无明显诱因出现双侧鼻塞，右侧较重，初始为间歇性，伴轻微头痛，以右侧颞部为主，无时间规律，偶有打喷嚏、鼻痒，无鼻出血，无鼻涕倒流，无嗅觉减退，无耳闷、听力下降等不适。半个月前患者自觉右侧鼻塞加重，呈持续性，余症状同前。皮肤变应原试验：尘螨++。

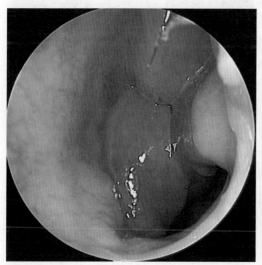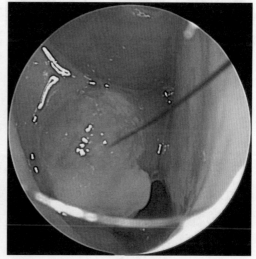

图5-4　本患者鼻内镜图像

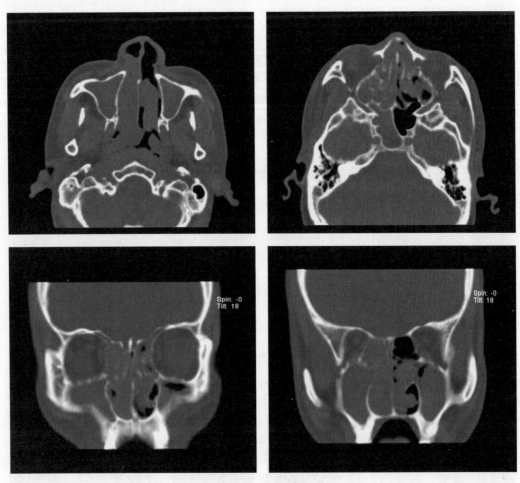

图5-5 本患者鼻窦CT图像

【参考答案】

（一）问诊要点

1. 有无鼻塞、流鼻涕、打喷嚏、鼻涕倒流等症状，鼻部症状何时发作，持续多长时间，有何特点，鼻涕性状如何，有无鼻出血及涕中带血，有无头痛及头痛有无时间变化规律，有无嗅觉障碍等。

2. 既往史：有无糖尿病等心脑血管疾病病史，有无哮喘等过敏性疾病病史，既往治疗过程及疾病转归如何，有无阿司匹林等药物的使用史。

3. 个人史：有无吸烟饮酒史等。

4. 家族史：家族中有无类似症状的患者。

（二）查体要点

1. 视诊：观察外鼻整体形态，如有无畸形等。

2. 触诊：检查鼻窦投影区有无压痛。

3. 鼻周情况：检查眼眶有无肿胀，眼球运动、形态及眼部视力有无改变等。

4. 鼻腔内情况：检查鼻腔黏膜，鼻甲形态，鼻腔新生物的大小、形态、质地、位置，分泌物形态及鼻腔黏膜对羟甲唑啉的反应；检查中、下、总鼻道有无分泌物及新生物，鼻中隔有无偏曲，嗅区有无占位。

（三）辅助检查

1. 鼻内镜检查：两张鼻内镜图片分别为左右鼻腔。左图可见总鼻道内有新生物，呈半透明状，表面光滑，有少许清涕，下鼻甲形态尚可，与肿物无明显粘连；右图见鼻腔新生物堵塞左侧鼻孔，鼻甲不能窥及。

2. 鼻窦CT检查：轴位图（上两图）和冠状位图（下两图）均提示双侧全组鼻窦发炎，双侧鼻腔、中鼻道内有软组织影。

3. 进一步检查：完善术前常规检查。

（四）诊断与治疗

1. 诊断：慢性全组鼻窦炎伴鼻息肉（双侧）；变应性鼻炎。

2. 诊断依据：①双侧鼻塞1年，加重半个月；②查体见双侧鼻腔鼻息肉样新生物，表面有黏涕，鼻腔黏膜苍白；③鼻内镜检查、鼻窦CT检查均提示双侧鼻窦炎、鼻息肉。

3. 治疗方案：根据2018年中国鼻窦炎指南，短期口服糖皮质激素可迅速缩小鼻息肉体积，缓解临床症状，此称为"药物性息肉切除"。但口服糖皮质激素治疗CRSwNP的临床疗效难以维持，故不建议对CRSsNP患者单纯应用口服糖皮质激素治疗。综合考虑，本病例患者应在使用短期口服激素及鼻喷激素治疗后再行手术治疗，切除鼻息肉，开放全组鼻窦。术后应用鼻喷激素及口服激素治疗，行鼻腔生理盐水冲洗，定期复查鼻内镜及清理术腔。

四、练习4　反复双侧鼻塞3年

患者男，23岁，因"反复双侧鼻塞3年"就诊：

· 您作为耳鼻咽喉科接诊医师，请对患者进行问诊。

· 请为患者行专科体格检查。

· 患者需完善辅助检查，请分析辅助检查结果（图5-6、图5-7），并分析患者是否需要接受进一步检查。

· 结合上述结果，请给出患者的诊断、诊断依据及接下来的治疗方案。

【SP参考病史】

　　患者3年前开始出现双侧鼻塞，初始为间歇性，感冒后加重，伴有清涕、打喷嚏，自用药物治疗后（具体不详）鼻塞症状可缓解，但停药后会再次发作。之后，鼻塞逐渐转为持续性，夜间加重，伴有张口呼吸。偶有鼻出血，以右侧较多，无嗅觉减退，无头痛、头晕等不适。

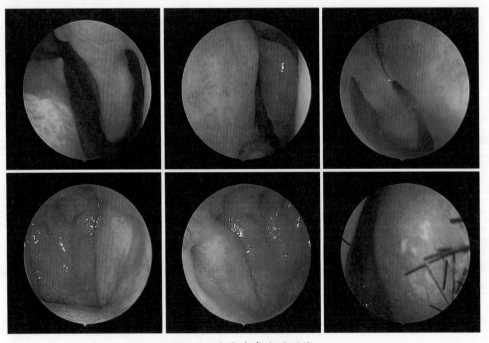

图5-6　本患者鼻内镜图像

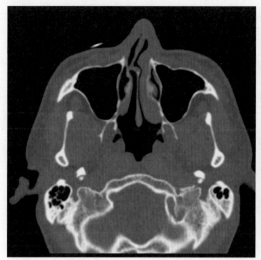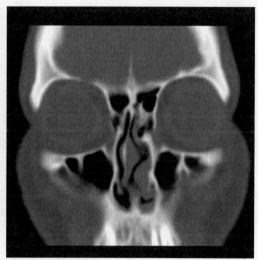

图5-7 本患者鼻窦CT图像

【参考答案】

（一）问诊要点

1. 有无鼻塞、流鼻涕、打喷嚏、鼻涕倒流等症状，鼻部症状何时发作，持续多长时间，有何特点，鼻涕性状如何，有无鼻出血及涕中带血，有无头痛及头痛有无时间变化规律，有无嗅觉障碍等。

2. 既往史：有无鼻部外伤史，有无糖尿病等心脑血管疾病病史，有无哮喘等过敏性疾病病史，既往治疗过程及疾病转归如何，有无药物使用史。

3. 个人史：有无吸烟饮酒史等。

4. 家族史：家族中有无类似症状的患者。

（二）查体要点

1. 视诊：观察外鼻整体形态，如有无鞍鼻等畸形、前鼻孔是否对称。

2. 触诊：检查鼻窦投影区有无压痛。

3. 鼻周情况：检查眼眶有无肿胀，眼球运动及形态有无改变，视力有无变化。

4. 鼻腔内情况：检查鼻腔黏膜、鼻甲形态、鼻中隔偏曲情况（注意鼻中隔有无骨嵴形成）、分泌物形态及鼻腔对羟甲唑啉的反应；检查中、下、总鼻道有无分泌物及新生物，嗅区有无占位。

（三）辅助检查

1. 鼻内镜检查：鼻中隔呈S形偏曲，局部骨嵴形成，并与下鼻甲抵触，鼻咽部光滑。

2. 鼻窦CT检查：轴位图（左图）和冠状位图（右图）均提示鼻中隔呈S形偏曲，左侧下鼻甲肥大，局部骨嵴形成，余鼻腔、鼻窦未见明显异常。

3. 进一步检查：完善鼻阻力检查、变应原检测。

（四）诊断与治疗

1. 诊断：鼻中隔偏曲；下鼻甲肥大（左侧）；慢性鼻炎。

2. 诊断依据：①青年男性，长期病程，反复双侧鼻塞3年；②查体见鼻中隔偏曲，左侧下鼻甲明显肥大；③鼻内镜检查、鼻窦CT检查均提示双侧鼻中隔偏曲，左侧下鼻甲肥大。

3. 治疗方案：根据患者主观感受，如鼻塞等症状明显影响生活，且保守治疗无明显改善时，可考虑行鼻中隔矫正+左下鼻甲黏膜下部分切除或射频消融术。

五、练习5 反复右侧鼻塞1年

患者女，64岁，因"反复右侧鼻塞1年"就诊：

·您作为耳鼻咽喉科接诊医师，请对患者进行问诊。

·请为患者行专科体格检查。

·患者需完善辅助检查，请分析辅助检查结果（图5-8、图5-9、图5-10），
　并分析患者是否需要接受进一步检查。

·结合上述结果，请给出患者的诊断、诊断依据及接下来的治疗方案。

【SP参考病史】

患者1年前感冒后出现右侧鼻塞，夜间及降温后鼻塞加重，伴睡眠打鼾、张口呼吸、嗅觉减退。晨起流清涕、咽干，右侧偶有涕中带血，无鼻痒、打喷嚏，无耳鸣、耳闷、听力下降，无头晕、头痛、复视、视力下降。

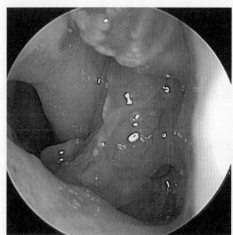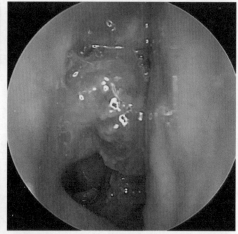

图5-8 本患者鼻内镜图像

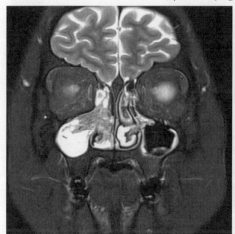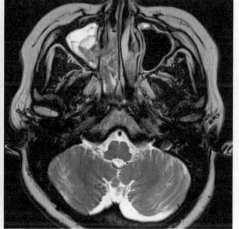

图5-9 本患者鼻窦MRI图像

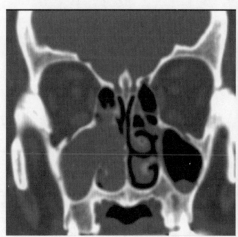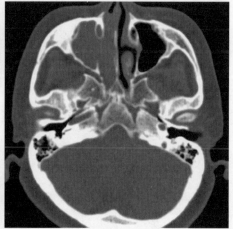

图5-10 本患者鼻窦CT图像

【参考答案】

（一）问诊要点

1. 有无鼻塞、流鼻涕、打喷嚏、鼻涕倒流等症状，有无视物模糊、视物重影、眼球运动障碍等，鼻部症状何时发作，持续多长时间，有何特点，鼻涕性状如何，有无鼻出血及涕中带血，有无头痛及头痛有无时间变化规律，有无嗅觉障碍等。

2. 既往史：有无糖尿病等心脑血管疾病病史，既往治疗过程及疾病转归如何，有无药物使用史。

3. 个人史：有无吸烟饮酒史等。

（二）查体要点

1. 视诊：观察外鼻整体形态，如有无畸形等。

2. 触诊：检查鼻窦区有无压痛。

3. 鼻周情况：检查眼眶有无肿胀，眼球运动、形态及眼部视力有无改变等。

4. 鼻腔内情况：检查鼻腔黏膜，鼻甲形态，鼻腔新生物的大小、形态、质地、位置，表面是否光滑，有无破溃、出血，基底的情况及与周围组织的关系，分泌物形态。

（三）辅助检查

1. 鼻内镜检查：右侧鼻腔可见一肿物，肿物堵塞右侧鼻腔，表面欠光滑，呈分叶状，有少许黏涕。

2. 鼻窦MRI检查：右侧鼻腔、右侧中鼻道可见一肿物（T2WI序列可见脑回征），右侧上颌窦、筛窦有炎症。

3. 鼻窦CT检查：右侧鼻腔可见一软组织影，该软组织影堵塞右侧中鼻道，右侧上颌窦、筛窦有炎症。

4. 进一步检查：可考虑完善鼻腔肿物病理活检以明确诊断。

（四）诊断与治疗

1. 诊断：鼻腔、鼻窦肿物（右侧内翻性乳头状瘤？）。

2. 诊断依据：①老年女性，长期病程，反复右侧鼻塞1年；②查体见右侧鼻腔肿物；③鼻内镜检查提示右侧鼻腔可见一肿物，肿物堵塞右侧鼻腔，表面欠光滑，呈分叶状，有少许黏涕；鼻窦MRI检查提示右侧鼻腔、右侧中鼻道可见一肿物（T2WI序列可见脑回征），右侧上颌窦、筛窦有炎症；鼻窦CT检查提示右侧鼻腔可见一软组织影，该软组织影堵塞右侧中鼻道，右侧上颌窦、筛窦有炎症。

3. 治疗方案：行鼻内镜下右侧鼻腔、鼻窦肿物切除术+右侧上颌窦、筛窦开放术，切除的肿物于术中送冰冻病理活检。若病理结果为良性，则清除病变并嘱患者定期复查即可；若病理结果为恶性，则必要时扩大手术治疗范围。

六、练习6 反复左侧鼻出血3周

患者男，15岁，因"反复左侧鼻出血3周"就诊：
· 您作为耳鼻咽喉科接诊医师，请对患者进行问诊。
· 请为患者行专科体格检查。
· 患者需完善辅助检查，请分析辅助检查结果（图5-11、图5-12、图5-13、图5-14），并分析患者是否需要接受进一步检查。
· 结合上述结果，请给出患者的诊断、诊断依据及接下来的治疗方案。

【SP参考病史】

患者3周前无明显诱因出现左侧鼻出血，血液从前鼻孔流出，每次出血量不多，自行堵塞前鼻孔后出血可停止。患者3周内反复左侧鼻出血6次，伴鼻塞、鼻咽部异物感，无流涕，无眩晕、恶心、呕吐，无发热、头痛、晕厥，无血尿、便血、皮下出血等不适。

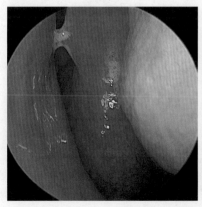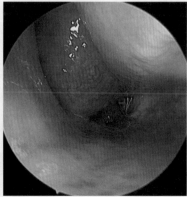

图5-11 本患者鼻内镜图像

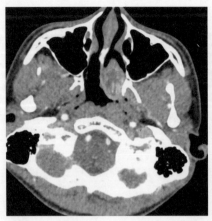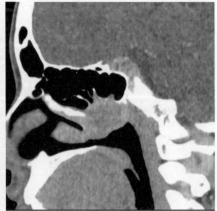

图5-12 本患者鼻窦CT图像

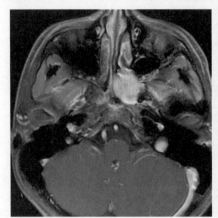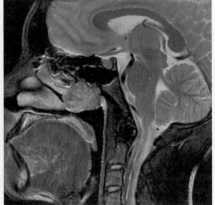

图5-13 本患者鼻窦MRI图像

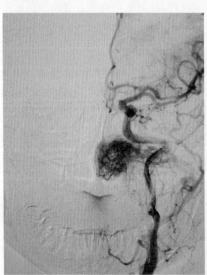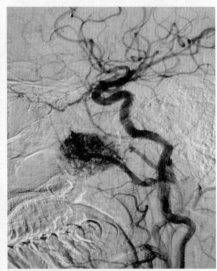

图5-14 本患者数字减影血管造影图像

【参考答案】

（一）问诊要点

1. 鼻出血何时发作，出血持续多长时间，出血量如何，出血能否自行停止，有无头痛及头痛有无时间变化规律，有无嗅觉障碍，有无鼻塞、流鼻涕、打喷嚏、鼻涕倒流等症状，有无视物模糊、视物重影、眼球运动障碍等。

2. 既往史：有无鼻部外伤史，有无糖尿病等心脑血管疾病病史，既往治疗过程及疾病转归如何，有无药物使用史。

3. 个人史：有无吸烟饮酒史等。

（二）查体要点

1. 视诊：观察外鼻整体形态，如有无畸形等。

2. 触诊：检查鼻窦区有无压痛。

3. 鼻周情况：检查眼眶有无肿胀，眼球运动、形态及眼部视力有无改变等。

4. 鼻腔内情况：检查鼻腔黏膜，鼻甲形态，鼻腔新生物大小、形态、质地、位置，表面是否光滑，有无破溃、出血，基底的情况及与周围组织的关系，分泌物形态。

（三）辅助检查

1. 鼻内镜检查：左侧鼻咽部可见一肿物，肿物表面尚光滑，血管网丰富。

2. 鼻窦CT检查：左侧鼻腔近鼻咽部可见一软组织影，增强检查可见软组织影不均匀强化。

3. 鼻窦MRI检查：左侧中鼻道及中鼻甲后端、鼻咽部可见一肿物，肿物边缘清，周围无骨质破坏，呈T2长信号。

4. 数字减影血管造影检查：经颈外动脉造影可见鼻咽部局部有一团块状血管湖，未见明显动静脉瘘。

5. 进一步检查：患者的检查已完善，不需要做进一步检查。注意不可盲目为患者行活检检查。

（四）诊断与治疗

1. 诊断：鼻咽纤维血管瘤（左侧）。

2. 诊断依据：①青春期男性，反复左侧鼻出血3周；②查体见左侧鼻腔后部光滑，内有一淡红色肿物；③鼻内镜检查提示左侧鼻咽部可见一肿物，肿物表面尚光滑，血管网丰富；鼻窦CT检查提示左侧鼻腔近鼻咽部可见一软组织影，增强检查可见软组织影不均匀强化；鼻窦MRI检查提示左侧中鼻道及中鼻甲后端、鼻咽部可见一肿物，肿物边缘清，周围无骨质破坏，呈T2长信号；数字减影血管造影检查提示经颈外动脉造影可见鼻咽部局部有一团块状血管湖，未见明显动静脉瘘。

3. 治疗方案：介入栓塞鼻咽纤维血管瘤，栓塞后行鼻内镜下左侧鼻咽纤维血管瘤切除术，术前做好备血等围手术期准备。

（高春生　黄祚峰）

06

第六章

CHAPTER

咽喉头颈外科综合练习

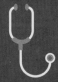

一、练习1 反复睡眠张口呼吸5年

患者男，52岁，因"反复睡眠张口呼吸5年"就诊：

· 您作为耳鼻咽喉科接诊医师，请对患者进行问诊。

· 请为患者行专科体格检查。

· 患者需完善辅助检查，请分析辅助检查结果（表6-1），并分析患者是否需要接受进一步检查。

· 结合上述结果，请给出患者的诊断、诊断依据及接下来的治疗方案。

【SP参考病史】

患者5年前出现夜间睡眠张口呼吸、打鼾，偶有憋醒，晨起口干，白天嗜睡，注意力不集中。随着病情的进展，鼾声逐渐增大，憋醒次数增多。患者发现血压偏高3年，未行药物治疗。

表6-1 本患者耳鼻咽喉科多导睡眠监测报告（节选）

一般信息					
姓名	张××	性别	男	年龄/岁	52
身高/cm	168	体重/kg	80	体重指数（BMI）/（kg·m^{-2}）	28.3
呼吸数据					
项目	中枢性呼吸暂停（CA）	阻塞性呼吸暂停（OA）	混合性呼吸暂停（MA）	呼吸暂停（A）	低通气（H）	呼吸暂停与低通气（A+H）	频发呼吸努力相关觉醒（RERA）
次数/次	48	405	52	505	92	597	0
平均持续时间/s	26.7	26.4	29.4	82.5	34	116.5	0
最大持续时间/s	65.5	73.5	62.5	201.5	58.5	260	0
总持续时间/min	21.4	178.3	25.5	225.2	52.2	277.4	0
睡眠总时间（TST）/%	4.6	38.3	5.5	48.4	11.2	59.6	0

（续表）

呼吸数据							
项目	中枢性呼吸暂停（CA）	阻塞性呼吸暂停（OA）	混合性呼吸暂停（MA）	呼吸暂停（A）	低通气（H）	呼吸暂停与低通气（A＋H）	频发呼吸努力相关觉醒（RERA）
指数/（次·h⁻¹）	6.2	52.2	6.7	65.1	11.9	77	0
快速眼动睡眠（REM）计数/（次·h⁻¹）	22	89	19	130	23	153	0
非快速眼动睡眠（NREM）计数/（次·h⁻¹）	26	312	31	369	67	436	0
快速眼动睡眠（REM）指数/（次·h⁻¹）	9.9	40	8.5	58.4	10.3	68.7	0
非快速眼动睡眠（NREM）指数/（次·h⁻¹）	4.7	56.4	5.6	66.7	12.1	78.8	0

注：呼吸暂停低通气指数（apnea-hypopnea index，AHI），正常为＜5次/h，轻度为5～15次/h，中度为16～30次/h，重度为＞30次/h。体重指数（body mass index，BMI）。

血氧分布			
项目	觉醒（WAKE）	快速眼动睡眠（REM）	非快速眼动睡眠（NREM）	总数
血氧饱和度＜80%的持续时间/min	0.7	15.2	14.3	30.2
血氧饱和度＜85%的持续时间/min	3	30.5	76.9	110.4
血氧饱和度＜90%的持续时间/min	9.2	62.9	171.5	243.6
血氧饱和度＜95%的持续时间/min	29.5	107	276.4	412.9
平均血氧饱和度/%	91	89	88	89

（续表）

血氧分布				
项目	觉醒 （WAKE）	快速眼动睡眠 （REM）	非快速眼动睡眠 （NREM）	总数
血氧饱和度≤0%的持续时间/min	—	—	—	—
氧减指数/（次·h⁻¹）	6.4	79.2	85.2	84
氧减事件时间/h	3.1	41.5	41.1	41.5
最大氧减/%	15	31	29	31
最长氧减时间/s	55	88	68	88
夜间最低血氧饱和度*/%	56	—	—	—

*夜间最低血氧饱和度：正常为>90%，轻度为85%～89%，中度为80%～84%，重度为<80%。

【参考答案】

（一）问诊要点

1. 有无鼻塞（如有，是单侧还是双侧，是持续性还是间断性），有无咽部异物感、咽痛（如有，询问发作时间和发作次数），睡眠中有无打鼾、张口呼吸、频繁觉醒等情况，白天有无嗜睡、疲惫、注意力不集中、记忆力下降，有无头痛、头晕。近年来体重有无明显增加。

2. 既往史：有无糖尿病等心脑血管疾病病史，有无药物使用史。

3. 个人史：有无吸烟饮酒史等。

（二）查体要点

1. 视诊：观察有无肥胖、颈部粗短、小颌短缩。

2. 鼻腔检查：检查鼻腔内有无肿物，鼻中隔有无偏曲，鼻甲有无肥厚、水肿。

3. 咽喉部检查：检查口咽腔有无狭窄，软腭、咽侧壁有无肥厚，悬雍垂有无粗长，舌头有无胖大、后置，扁桃体有无肥大，有无婴儿型会厌及喉部杓区黏膜有无水肿。

4. 测量身高、体重、血压。

（三）辅助检查

1. 多导睡眠监测检查：AHI为77次/h，最低血氧饱和度为56%，考虑患者为重度阻塞型睡眠呼吸暂停低通气综合征合并重度低氧血症。

2. 进一步检查：完善电子鼻咽喉镜检查（辅以苗勒氏试验检查）、上气道持续正压通气压力滴定检查、上气道CT或MRI检查、诱导睡眠内镜检查、嗜睡量表评估、BMI测量。

（四）诊断与治疗

1. 诊断：阻塞型睡眠呼吸暂停低通气综合征（重度）；低氧血症（重度）；高血压。

2. 诊断依据：①中年男性，反复睡眠张口呼吸5年；伴随症状有白天嗜睡，注意力不集中，鼾声逐渐增强，憋醒次数增多；发现血压偏高3年，未行药物治疗。②多导睡眠监测检查结果提示AHI为77次/h，最低血氧饱和度为56%。

3. 治疗方案：实行个体化多学科综合治疗。①一般治疗，如减肥、锻炼、侧卧睡眠、避免过劳、改变生活习惯等；②非手术治疗，如实行无创持续气道正压通气（continuous positive airway pressure，CPAP）治疗；③手术治疗，依据狭窄和阻塞平面的不同，选择不同的术式；④建议患者到心内科就诊，以进一步控制血压。

二、练习2 声嘶3年，加重1个月

患者女，45岁，因"声嘶3年，加重1个月"就诊：

·您作为耳鼻咽喉科接诊医师，请对患者进行问诊。

·请为患者行专科体格检查。

·患者需完善辅助检查，请分析辅助检查结果（图6-1），并分析患者是否需要接受进一步检查。

·结合上述结果，请给出患者的诊断、诊断依据及接下来的治疗方案。

【SP参考病史】

患者长期过度用声，3年前出现声嘶，休声及口服药物（具体不详）治疗后可缓解，无发热、咽痛、咽部异物感，无吞咽、呼吸困难等表现，无咳嗽咳痰，无痰中带血，无反酸、嗳气等不适。近1个月来声嘶加重，说话费力。既往有胃溃疡病史7年余，口服药物（具体不详）治疗3个月后，现已无明显症状。有高血压病史2年余，血压最高为150/90 mmHg（1 mmHg≈0.133 kPa），现规律用药。

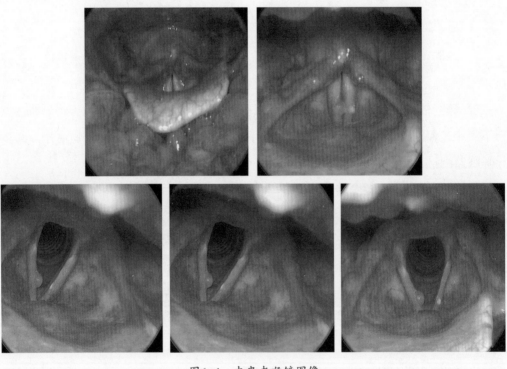

图6-1　本患者喉镜图像

【参考答案】

（一）问诊要点

1. 一般项目：患者是否为职业用声者，如教师、客服等。

2. 近1个月声嘶加重有无诱因，如过劳、熬夜、用声频率较前增加、使用药物等；声嘶是持续性还是间歇性。

3. 伴随症状：有无频繁清嗓、咽部异物感、胸痛、胃痛、反酸、嗳气、烧心等。

4. 既往史：有无外伤手术史，有无高血压等心脑血管疾病病史，有无胃炎等消化系统疾病病史，有无药物使用史。

5. 个人史：有无吸烟饮酒史等。

（二）查体要点

1. 口咽部检查：观察悬雍垂、软腭、腭舌弓、腭咽弓、咽后壁、咽侧壁（描述上述部位黏膜有无充血、溃疡、新生物，有无异常隆起，以排除脓肿或肿瘤）；观察扁桃体有无肿大（如肿大，需分Ⅰ度、Ⅱ度、Ⅲ度），有无脓点、角化物或渗出物等。

2. 喉咽及喉部检查：观察舌根、会厌谷、喉咽后壁、喉咽侧壁、会厌舌面、会厌游离缘、舌会厌侧壁、杓状软骨及两侧梨状窝（注意以上部位有无充血、溃疡、增生，有无新生物及异物）。嘱患者发"咿"音，使会厌向前上抬起，观察会厌喉面、杓会厌襞、杓间区、室带和声带，注意声带、杓状软骨及杓会厌襞活动情况。

（三）辅助检查

1. 喉镜检查：双侧声带运动可，但闭合不全，右侧声带前、中1/3处可见一广基半透明肿物，肿物表面光滑，界限清。

2. 进一步检查：完善频闪喉镜检查，以进一步明确声带运动及黏膜波情况；完善计算机嗓音分析，以明确患者嗓音客观状态；完善咽喉反流量表评估。

（四）诊断与治疗

1. 诊断：声带息肉/囊肿（右侧）；高血压。

2. 诊断依据：①中年女性，长期过度用声，慢性病程急性加重；②喉镜检查提示双侧声带运动可，但闭合不全，右侧声带前、中1/3处可见一广基半透明肿物，肿物表面光滑，界限清；③既往有高血压病史。

3. 治疗方案：①完善术前常规检查及评估，并行支撑喉镜显微镜下声带病变切除术；②术后行嗓音训练，以纠正不良发声；③如术前评估考虑有咽喉反流，应予健康宣教及抑酸治疗。

三、练习3　反复睡眠打鼾1年

患者男，4岁，因"反复睡眠打鼾1年"就诊：

· 您作为耳鼻咽喉科接诊医师，请对患者进行问诊。

· 请为患者行专科体格检查。

· 患者需完善辅助检查，请分析辅助检查结果（图6-2），并分析患者是否需要接受进一步检查。

· 结合上述结果，请给出患者的诊断、诊断依据及接下来的治疗方案。

【SP参考病史】
▼

　　患者1年前感冒后出现鼻塞、睡眠打鼾、张口呼吸，伴流清涕、鼻痒、打喷嚏，偶有咽痛，口服药物（具体不详）治疗后打鼾症状可缓解，无阵发性咳嗽，无耳闷、耳痛、耳鸣、听力下降，无注意力不集中、夜惊、遗尿、反应迟钝等不适。

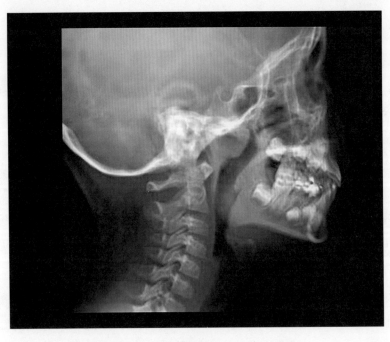

图6-2　本患者鼻咽部X线侧位片图像

【参考答案】

（一）问诊要点

1. 鼻塞持续多长时间，哪侧鼻塞，有无使用口服药物和喷鼻药物治疗（如有，询问具体药名和使用时间）。有无头痛（如有，询问头痛的位置和持续时间），有无流涕（脓涕或清涕）、打喷嚏、鼻痒、闭塞性鼻音，有无睡眠打鼾、张口呼吸、睡眠不安、趴睡，有无夜间惊醒、遗尿、磨牙，有无注意力不集中、淡漠、好动，有无耳闷、听力下降、耳痛等。

2. 咽痛的频率如何，有无伴随发热，有无吞咽困难、厌食、呕吐，有无反复咳嗽、口臭，有无言语含糊不清、频繁清嗓。

（二）查体要点

1. 面容：观察有无腺样体面容，如唇肌张力减退、唇外翻、上唇上翘、牙龈增生、前牙前突、上牙弓缩窄、硬腭高拱、下颌后缩等。

2. 牙齿：检查牙齿有无松动、排列不齐。

3. 鼻腔检查：用前鼻镜检查鼻腔黏膜、鼻腔分泌物、鼻甲及鼻中隔有无偏曲。

4. 鼻窦检查：观察面颊、内眦及眉根有无红肿、隆起，检查面颊、眼内上角处有无压痛，额窦前壁有无叩痛。

5. 耳部检查：检查外耳道有无耵聍栓塞，鼓膜有无充血、内陷及积液征。

6. 口咽部检查：检查咽后壁有无分泌物自鼻咽部倒流；检查扁桃体有无肿大（如肿大，需分Ⅰ度、Ⅱ度、Ⅲ度），有无脓点、角化物或渗出物等。

（三）辅助检查

1. 鼻咽部X线侧位片检查：腺样体厚度（A）与鼻咽腔宽度（N）的比值，即A/N约为0.75，考虑腺样体病理性肥大。

2. 进一步检查：完善声导抗检查、多导睡眠监测。

（四）诊断与治疗

1. 诊断：腺样体肥大；变应性鼻炎；鼾症。

2. 诊断依据：①儿童患者，反复睡眠打鼾1年；②反复鼻塞、流清涕、鼻痒、打喷嚏；③存在腺样体面容（包括唇肌张力减退、唇外翻、上唇上翘、牙龈增生、前牙前突、上牙弓缩窄、硬腭高拱、下颌后缩）、牙齿排列不齐等阳性体征。

3. 治疗方案：①完善术前检查，择期行腺样体切除手术；②术后行鼻腔冲洗，继续予儿童激素类喷鼻药物规范治疗变应性鼻炎1～2月。

四、练习4 双侧鼻塞伴鼻出血1个月

患者男，34岁，因"双侧鼻塞伴鼻出血1个月"就诊：

· 您作为耳鼻咽喉科接诊医师，请对患者进行问诊。

· 请为患者行专科体格检查。

· 患者需完善辅助检查，请分析辅助检查结果（图6-3、图6-4），并分析患者是否需要接受进一步检查。

· 结合上述结果，请给出患者的诊断、诊断依据及接下来的治疗方案。

【SP参考病史】

▼

患者1个月前无明显诱因出现双侧鼻塞，伴少量鼻出血，晨起涕中带血，无鼻痒、打喷嚏，无头痛、头晕，无耳闷、听力下降、耳鸣，无咽部异物感、吞咽困难等不适。

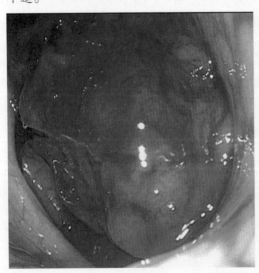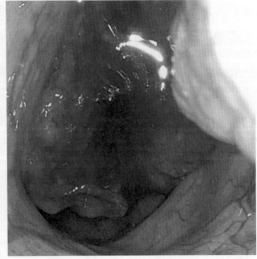

图6-3　本患者鼻内镜图像

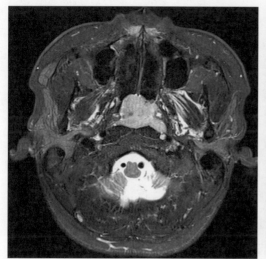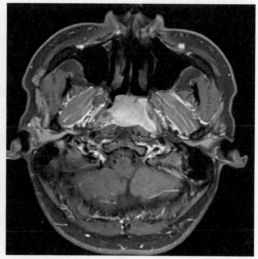

图6-4　本患者鼻咽部MRI图像

【参考答案】

（一）问诊要点

1. 有无鼻塞、流鼻涕，有无鼻出血或涕中带血，有无头痛、头晕，有无耳痛、耳闷、听力下降，有无视物模糊、视物重影、眼球运动障碍等。

2. 既往史：有无高血压等心脑血管疾病病史，有无抗凝药等药物使用史。

3. 个人史：询问出生地及工作、生活的城市。

4. 家族史：家族中有无类似症状的患者。

（二）查体要点

1. 前鼻镜检查或后鼻镜检查：检查鼻腔内有无肿物，鼻中隔有无偏曲，黎氏区有无黏膜糜烂、血迹附着，鼻咽部有无肿物（如有，记录肿物的大小、形状、界限等）。

2. 颈部触诊：触诊颈部淋巴结有无肿大，检查肿大淋巴结的大小、位置、移动度、表面情况、质地及有无压痛等。

（三）辅助检查

1. 鼻内镜检查：鼻咽顶后壁及双侧咽隐窝均见一不规则淡红色肿物，肿物表面粗糙不平，易出血，与周围界限不清。

2. 鼻咽部MRI检查：鼻咽部存在广泛占位性病变，病变呈不规则强化，与周围组织界限不清。

3. 进一步检查：完善EB病毒血清学检查。

（四）诊断与治疗

1. 诊断：鼻咽肿物（鼻咽癌？）。

2. 诊断依据：①双侧鼻塞伴鼻出血1个月，晨起涕中带血；②鼻内镜检查提示鼻咽顶后壁及双侧咽隐窝均见一不规则淡红色肿物，肿物表面粗糙不平，易出血，与周围界限不清；③鼻咽部MRI检查提示鼻咽部存在广泛占位性病变，病变呈不规则强化，与周围组织界限不清。

3. 治疗方案：①尽早行鼻咽部肿物病理活检术，以明确诊断；②结合病理分型，完善颅底CT、颈部MRI、肺部CT、腹部彩超等检查，以便进行肿瘤分期，指导下一步治疗。

五、练习5　反复声嘶2个月

患者男，63岁，因"反复声嘶2个月"就诊：

· 您作为耳鼻咽喉科接诊医师，请对患者进行问诊。

· 请为患者行专科体格检查。

· 患者需完善辅助检查，请分析辅助检查结果（图6-5），并分析患者是否需要接受进一步检查。

· 结合上述结果，请给出患者的诊断、诊断依据及接下来的治疗方案。

【SP参考病史】

　　患者长期过度用声，2个月前出现说话费力及声嘶，休声后可缓解，伴咽部异物感，无反酸、嗳气、发热、咽痛、咳嗽咳痰、痰中带血、吸气性喘鸣、吞咽及呼吸困难等不适。近2个月来声嘶逐渐加重，呈持续性。甲状腺彩超检查：甲状腺双侧叶可见多个无回声结节，大者约3.5 mm×2 mm，边界清，内透声可，未见血流信号。

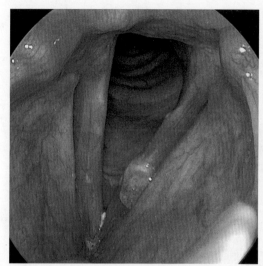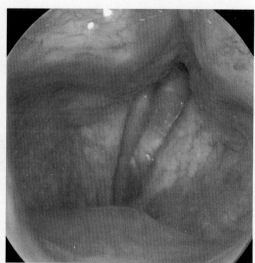

图6-5 本患者喉镜图像

【参考答案】

（一）问诊要点

1. 一般项目：患者是否为职业用声者，如教师、歌者等。

2. 近1个月声嘶加重有无诱因，如过劳、熬夜、用声频率较前增加、使用药物；声嘶是持续性还是间歇性。

3. 伴随症状：有无频繁清嗓、咽部异物感，有无胸痛、胃痛、反酸、嗳气、烧心，有无咳嗽、咯血，有无咽痛、吞咽困难、呼吸困难等。

4. 既往史：有无外伤手术史。

5. 个人史：有无吸烟饮酒史。

（二）查体要点

1. 口咽部检查：观察悬雍垂、软腭、腭舌弓、腭咽弓、咽后壁、咽侧壁（描述上述部位黏膜有无充血、溃疡、新生物，有无异常隆起，以排除脓肿或肿瘤）；观察扁桃体有无肿大（如肿大，需分Ⅰ度、Ⅱ度、Ⅲ度），有无脓点、角化物或渗出物等。

2. 喉咽及喉部检查：观察舌根、会厌谷、喉咽后壁、喉咽侧壁、会厌舌面、会厌游离缘、舌会厌侧壁、杓状软骨及两侧梨状窝（注意以上部位有无充血、溃疡、增生，有无新生物及异物）。嘱患者发"咿"音，使会厌向前上抬起，观察会厌喉面、杓会厌襞、杓间区、室带和声带，注意声带、杓状软骨及杓会厌襞活动情况。

3. 颈部触诊：检查颈部淋巴结有无肿大等。

（三）辅助检查

1. 喉镜检查：双侧声带运动可，但闭合欠佳，左侧声带充血，前、中1/3处可见一不规则白斑样肿物，肿物表面粗糙不平，界限不清。

2. 进一步检查：完善频闪喉镜检查及NBI模式评估，以进一步明确声带运动、黏膜波情况及肿物性质；完善喉部CT平扫+增强扫描检查，以进一步评估肿物性质与侵及范围；完善计算机嗓音分析检查，以明确患者嗓音客观状态；完善咽喉反流量表评估。

（四）诊断与治疗

1. 诊断：声带肿物（声带白斑？声带癌？）（左侧）；甲状腺结节。

2. 诊断依据：①老年男性，长期过度用声，慢性病程急性加重；②喉镜检查提示双侧声带运动可，但闭合欠佳，左侧声带充血，前、中1/3处可见一不规则白斑样肿物，肿物表面粗糙不平，界限不清；③甲状腺彩超检查提示甲状腺结节。

3. 治疗方案：①完善术前常规检查及评估，并行支撑喉镜显微镜下CO_2激光左侧声带肿物切除术，术中行声带肿物常规病理活检及快速冰冻病理活检，结合术中病理结果，再决定肿物切除范围（如支撑喉镜下无法完全暴露病变范围，可考虑本次手术只行肿物切除和病理活检，待术后病理结果回报并明确诊断后，再择期行下一步治疗）；②术后行嗓音训练，以纠正不良发声；③如术前评估考虑有咽喉反流，应予健康宣教及抑酸治疗。

（李 烁 刘 飞）

第七章
CHAPTER

儿童耳鼻咽喉科综合练习

一、练习1 咽痛伴发热3天，加重伴有喉鸣1天

患者男，3岁，因"咽痛伴发热3天，加重伴有喉鸣1天"就诊：

· 您作为耳鼻咽喉科接诊医师，请对患者进行问诊。

· 请为患者行专科体格检查。

· 患者需完善辅助检查，请分析辅助检查结果（图7-1、图7-2），并分析患者是否需要接受进一步检查。

· 结合上述结果，请给出患者的诊断、诊断依据及接下来的治疗方案。

【SP参考病史】

患者3天前淋雨后出现咽喉疼痛，吞咽及咳嗽时加重，饮食减少，无声嘶、呼吸困难及吞咽困难等不适。家属给予患者抗病毒药口服后，咽痛仍未有明显好转，且出现反复发热，体温最高达39.2 ℃。1天前患者出现吸气时呼吸浅快且吸气时有喉鸣音的表现。

	项目名称	结果	参考范围	单位		项目名称	结果	参考范围	单位
	白细胞				15	平均红细胞体积【MCV】	93.1	82-100.0	fL
1	白细胞计数【WBC】	10.5↑	3.5-9.5	10⁹/L	16	平均红细胞血红蛋白量【MCH】	29.5	27.0-34.0	pg
2	中性粒细胞百分数【Neut%】	78.7↑	40.0-75.0	%	17	平均红细胞血红蛋白浓度【MCHC】	317	316-354	g/L
3	淋巴细胞百分数【Lymph%】	12.8↓	20.0-50.0	%	18	RBC体积分布宽度【RDW-CV】	12.9	11.0-16.0	%
4	单核细胞百分数【Mono%】	8.1	3.0-10.0	%	19	RBC体积分布宽度【RDW_SD】	44.1	39.0-52.3	
5	嗜酸性粒细胞百分数【Eos%】	0.1↓	0.4-8.0	%	20	有核红细胞比例【NRBC】	0.00	0.00-0.00	%
6	嗜碱性粒细胞百分数【Baso%】	0.3	0.0-1.0	%	21	有核红细胞数【NRBC】	0.00	0.00-0.00	10⁹/L
7	中性粒细胞绝对值【Neut#】	8.26↑	1.80-6.30	10⁹/L		**血小板**			
8	淋巴细胞绝对值【Lymph#】	1.34	1.10-3.20	10⁹/L	22	血小板计数【PLT】	168	125-350	10⁹/L
9	单核细胞绝对值【Mono#】	0.85↑	0.10-0.60	10⁹/L	23	血小板体积分布宽度【PDW】	9.6	9.6-15.2	%
10	嗜酸性粒细胞绝对值【Eos#】	0.01↓	0.02-0.52	10⁹/L	24	平均血小板体积【MPV】	9.6	9.0-13.0	fL
11	嗜碱性粒细胞绝对值【Baso#】	0.03	0.00-0.06	10⁹/L	25	血小板比容【PCT】	0.160	0.110-0.310	%
	红细胞				26	大血小板比例【P_LCR】	20.6	17.5-42.3	%
12	红细胞计数【RBC】	4.64	4.30-5.80	10¹²/L		**C反应蛋白**			
13	血红蛋白【Hb】	137	130-175	g/L	27	C反应蛋白【CRP】	8.75↑	0.0-5.0	mg/L
14	红细胞比容【Hct】	43.2	40.0-50.0	%					

图7-1 本患者血常规结果

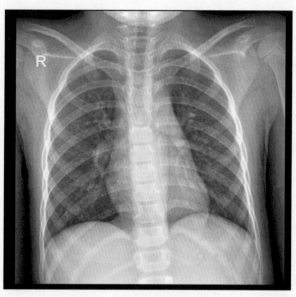

图7-2 本患者胸部X线图像

【参考答案】

（一）问诊要点

3天前起病时有无受凉等诱因，有无异物吸入史，有无吞咽疼痛、吞咽困难，有无咳嗽咳痰、痰中带血，有无声嘶、饮水呛咳、张口受限，有无呼吸困难、口唇发紫、发音含糊。发热是持续性还是间歇性，发热有无规律，体温最高多少摄氏度，有无寒战、抽搐。3天以来有无进行治疗，进行了何种治疗，疗效如何。1天前咽痛加重后有无出现其他新发症状，如口唇发紫、活动后气促、烦躁不安等。进食、睡眠有无困难。起病以来有无鼻部及耳部症状。

（二）查体要点

1. 视诊：检查有无口唇发紫，意识状态如何，有无三凹征，张口是否受限，并用压舌板辅助观察口咽部。检查软腭有无充血、红肿，表面有无溃疡及异常分泌物，悬雍垂是否居中，双侧扁桃体有无肿大，表面有无急性充血，有无脓性分泌物附着，咽后壁有无急性充血，有无新生物。

2. 触诊：分别触诊颈部双侧淋巴结有无肿大，若有肿大，检查肿大淋巴结是单发还是多发，并记录其位置、大小、边界、质地、活动度，检查其表面是否光滑，有无触痛。

3. 听诊：听诊喉部有无吸气性喉鸣音，听诊双肺呼吸音是否清晰、对称，有无减弱，有无啰音或哮鸣音。

（三）辅助检查

1. 血常规检查：白细胞计数高，中性粒细胞百分数高，提示细菌性感染的可能性较大；淋巴细胞百分数不高，故暂不考虑病毒性感染。

2. 胸部X线检查：大致正常胸片，可暂排除下呼吸道感染的可能。

3. 进一步检查：完善电子鼻咽喉镜检查（3岁幼儿较难配合行间接喉镜检查，且明确病情需检查喉咽部及喉部情况，故予完善电子鼻咽喉镜检查），并急查C反应蛋白、电解质、血气分析等血液指标。

（四）诊断与治疗

1. 诊断：急性喉炎；喉阻塞（Ⅱ度）。

2. 诊断依据：①患者男，3岁，咽痛伴发热3天，加重伴有喉鸣1天。②患者咽痛于淋雨后出现，吞咽及咳嗽时加重，无咳嗽咳痰、声嘶、呼吸困难及吞咽困难等不适，伴发热，体温最高达39.2 ℃。1天前患者出现吸气时呼吸浅快且吸气时有喉鸣音的表现。③血常规提示白细胞计数高、中性粒细胞百分数高，考虑细菌性感染的可能性较大；淋巴细胞百分数不高，暂不考虑病毒性感染。胸部X线检查提示大致正常胸片。

3. 治疗方案：紧急入院，监测呼吸及血氧饱和度，床旁备气切包，予低流量吸氧、全身用足量抗生素治疗、糖皮质激素冲击治疗、糖皮质激素雾化吸入。

二、练习2 左耳痛5天、流脓2天

患者男，5岁，因"左耳痛5天、流脓2天"就诊：

· 您作为耳鼻咽喉科接诊医师，请对患者进行问诊。

· 请为患者行专科体格检查。

· 患者需完善辅助检查，请分析辅助检查结果（图7-3、图7-4），并分析患者是否需要接受进一步检查。

· 结合上述结果，请给出患者的诊断、诊断依据及接下来的治疗方案。

【SP参考病史】

患者5天前受凉后出现左耳疼痛，夜间啼哭难以入睡，发热，体温约38℃，家属给予患者口服"美林"之后体温稍降，但几小时后体温再次上升。2天前患者耳痛减轻，家属发现患者左耳流黄色脓液，耳后局部突起，皮肤红肿。

项目名称	结果	参考范围	单位	项目名称	结果	参考范围	单位
白细胞				14 红细胞比容【Hct】	46.9	40.0-50.0	%
1 白细胞计数【WBC】	10.0↑	3.5-9.5	10^9/L	15 平均红细胞体积【MCV】	92.9	82-100.0	fL
2 中性粒细胞百分数【Neut%】	79.7↑	40.0-75.0	%	16 平均红细胞血红蛋白量【MCH】	30.7	27.0-34.0	pg
3 淋巴细胞百分数【Lymph%】	13.2↓	20.0-50.0	%	17 平均红细胞血红蛋白浓度【MCHC】	330	316-354	g/L
4 单核细胞百分数【Mono%】	6.8	3.0-10.0	%	18 RBC体积分布宽度【RDW-CV】	12.2	11.0-16.0	%
5 嗜酸性粒细胞百分数【Eos%】	0.1↓	0.4-8.0	%	19 RBC体积分布宽度【RDW_SD】	42.2	39.0-52.3	
6 嗜碱性粒细胞百分数【Baso%】	0.2	0.0-1.0	%	20 有核红细胞比例【NRBC】	0.00	0.00-0.00	%
7 中性粒细胞绝对值【Neut#】	8.00↑	1.80-6.30	10^9/L	21 有核红细胞数【NRBC】	0.00	0.00-0.00	10^9/L
8 淋巴细胞绝对值【Lymph#】	1.32	1.10-3.20	10^9/L	血小板			
9 单核细胞绝对值【Mono#】	0.68↑	0.10-0.60	10^9/L	22 血小板计数【PLT】	259	125-350	10^9/L
10 嗜酸性粒细胞绝对值【Eos#】	0.01↓	0.02-0.52	10^9/L	23 血小板体积分布宽度【PDW】	9.8	9.6-15.2	%
11 嗜碱性粒细胞绝对值【Baso#】	0.02	0.00-0.06	10^9/L	24 平均血小板体积【MPV】	9.8	9.0-13.0	fL
红细胞				25 血小板比容【PCT】	0.250	0.110-0.310	%
12 红细胞计数【RBC】	5.05	4.30-5.80	10^{12}/L	26 大血小板比例【P_LCR】	21.8	17.5-42.3	%
13 血红蛋白【Hb】	155	130-175	g/L				

图7-3　本患者血常规结果

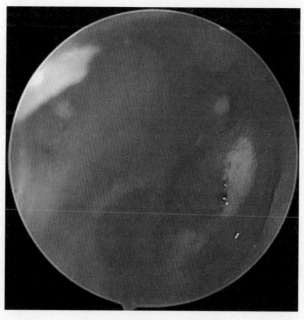

图7-4　本患者耳内镜图像

【参考答案】

（一）问诊要点

1. 有无畏寒、发热，有无怠倦及食欲减退，有无惊厥、抽搐。

2. 耳痛有无放射至同侧额部、颞部、顶部、牙或整个半侧头部，耳痛在吞咽、咳嗽、打喷嚏时有无加重。

3. 2天前出现左耳流脓后，发热及耳痛有无缓解。脓液的颜色如何，有无带血，有无臭味。

4. 有无耳鸣及听力下降，有无眩晕。

5. 发病前或发病时是否伴有咽痛、鼻塞或流脓涕等上呼吸道前驱感染症状。

6. 起病以来进行了何种治疗，疗效如何。

（二）查体要点

1. 检查左耳廓有无红肿，耳周有无瘘管，耳后红肿皮肤的隆起范围如何，有无波动感，乳突区有无压痛；左侧外耳道脓液的量及颜色如何，有无带血，有无臭味；外耳道有无异物，外耳道皮肤有无充血、红肿，有无损伤；左侧鼓膜有无穿孔，穿孔大小、穿孔位置、形状如何，残余鼓膜是否充血；鼓室内有无脓液或新生物。嘱患者捏鼻鼓气，观察有无脓液经穿孔处流出。

2. 检查张口是否受限，并用压舌板辅助观察口咽部。检查软腭有无充血、红肿，表面有无溃疡及异常分泌物，悬雍垂是否居中，双侧扁桃体有无肿大，表面有无急性充血，有无脓性分泌物附着，咽后壁有无急性充血，有无新生物。

3. 检查外鼻皮肤有无红肿，双侧鼻腔有无新生物、有无脓涕，双侧鼻黏膜有无充血，双侧鼻腔有无异物及各鼻窦体表投影区有无压痛。

4. 颈部触诊：分别触诊颈部双侧淋巴结有无肿大，若有肿大，检查肿大淋巴结是单发还是多发，并记录其位置、大小、边界、质地、活动度，检查其表面是否光滑，有无触痛。

（三）辅助检查

1. 血常规检查：白细胞计数高，中性粒细胞百分数高，提示细菌性感染的可能性较大；淋巴细胞百分数不高，故暂不考虑病毒性感染。

2. 耳内镜检查：左侧外耳道可见大量脓性分泌物，鼓膜紧张部前下象限椭圆形穿孔，穿孔周围见脓液附着。

3. 进一步检查：完善颞骨CT平扫+三维重建检查，以观察患侧鼓室及乳突气房情况；完善鼻内镜检查，以观察鼻腔内有无异常分泌物，鼻咽部有无新生物，咽鼓管咽口有无异常分泌物附着；完善纯音听阈测试检查、耳道脓液培养。

（四）诊断与治疗

1. 诊断：急性化脓性中耳炎（左侧）。

2. 诊断依据：①患者男，5岁，左耳痛5天、流脓2天。②患者受凉后出现左耳疼痛，伴有发热，体温约38 ℃，2天前耳痛减轻，左耳流少量黄色脓液，伴耳后局部突起，皮肤红肿。病程中患者出现咽喉疼痛，吞咽时加重。③查体见鼓膜充血、混浊，存在气液平，鼓膜新鲜穿孔并有脓液渗出。④血常规提示白细胞计数高，中性粒细胞百分数高，淋巴细胞百分数不高；耳内镜检查提示鼓膜穿孔流脓。

3. 治疗方案：①全身应用足量抗生素治疗；②清理外耳道脓性分泌物；③予局部使用抗生素滴耳液；④如鼓室脓液较多、压力较高，可行鼓膜穿刺引流术；⑤如高热，则及时行退热治疗。

三、练习3 反复咳嗽1个月

患者男，9岁，因"反复咳嗽1个月"就诊：
- 您作为耳鼻咽喉科接诊医师，请对患者进行问诊。
- 请为患者行专科体格检查。
- 患者需完善辅助检查，请分析辅助检查结果（图7-5、图7-6），并分析患者是否需要接受进一步检查。
- 结合上述结果，请给出患者的诊断、诊断依据及接下来的治疗方案。

【SP参考病史】

患者1个月前公园游玩后出现干咳，伴有咽痒不适，无发热及咽痛，就诊于儿科，双肺听诊未见异常，给予止咳、雾化等治疗后略有好转。患者夜间咳嗽加重，伴有睡眠张口呼吸及反复抽鼻。

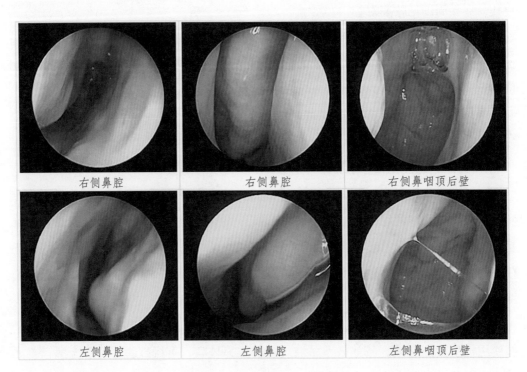

图7-5 本患者鼻内镜图像

项目名称	结果	参考范围	项目名称	结果	参考范围
阴性质控1	阴性(-)_0.021	阴性(-)	阴性质控2	阴性(-)_0.021	阴性(-)
总IgE抗体1	阳性(+++)_1.111	阴性(-)	总IgE抗体2	阳性(+++)_1.081	阴性(-)
牛奶	阴性(-)_0.056	阴性(-)	屋尘	阴性(-)_0.091	阴性(-)
鸡蛋(蛋白、蛋黄)	阴性(-)_0.092	阴性(-)	粉尘螨	阴性(-)_0.108	阴性(-)
海鲜(蟹、虾)	阴性(-)_0.172	阴性(-)	真菌(烟曲霉、多主枝孢)	阳性(++)_0.421	阴性(-)
淡水鱼(草鱼、鲫鱼、鳝鱼)	阴性(-)_0.066	阴性(-)	兽毛(羊、兔、马、猫、狗)	阴性(-)_0.105	阴性(-)
肉类(猪、牛、羊、家禽)	阴性(-)_0.084	阴性(-)	羽毛(鸡、鸭、鹅、鸽子)	阴性(-)_0.064	阴性(-)
花生、大豆	阴性(-)_0.084	阴性(-)	蟑螂(美洲大蠊、德国小蠊)	阴性(-)_0.088	阴性(-)
谷物(小麦、玉米)	阴性(-)_0.069	阴性(-)	昆虫(蝶、蛾、毛毛虫)	阴性(-)_0.111	阴性(-)
芝麻	阴性(-)_0.104	阴性(-)	香烟	阴性(-)_0.124	阴性(-)
蔬菜(洋白菜)	阴性(-)_0.114	阴性(-)	桑蚕丝	阴性(-)_0.075	阴性(-)
调味品(大蒜、葱)	阴性(-)_0.107	阴性(-)	花粉(春、夏、秋、冬)	阳性(++)_0.421	阴性(-)

图7-6 本患者变应原检测结果

【参考答案】

（一）问诊要点

咳嗽是否为刺激性咳嗽，咳嗽频率如何，有无咳痰，痰液量及颜色如何，有无痰中带血，有无咽痒，有无咽部异物感、咽痛、声嘶，有无鼻塞、流涕及鼻涕倒流，有无鼻痒、打喷嚏，有无发热，有无呼吸困难、喘息，有无胸痛、胸闷。有无异物吸入史，起病前有无郊外游玩史，有无受凉等诱因。起病以来有无进行治疗，疗效如何。

（二）查体要点

1. 视诊：用压舌板辅助观察口咽部。检查软腭有无充血、红肿，表面有无溃疡及异常分泌物，悬雍垂是否居中，双侧扁桃体有无肿大，表面有无急性充血，有无脓性分泌物附着，咽后壁有无急性充血，有无新生物。间接喉镜下观察舌根有无红肿及新生物，双侧咽侧壁是否对称，有无充血、隆起，会厌舌面有无充血、红肿及新生物，双侧杓区黏膜有无红肿，双侧声带运动是否良好、对称，双侧声带有无新生物，双侧鼻腔有无新生物及脓涕，双侧鼻黏膜有无充血。

2. 触诊：分别触诊颈部双侧淋巴结有无肿大，若有肿大，检查肿大淋巴结是单发还是多发，并记录其位置、大小、边界、质地、活动度，检查其表面是否光滑，有无触痛。

3. 听诊：听诊双肺呼吸音是否清晰、对称，有无减弱，有无啰音或哮鸣音。

（三）辅助检查

1. 鼻内镜检查：双侧下鼻甲肥大，黏膜苍白，各鼻道狭窄，鼻中隔不规则偏曲，有大量清亮透明水样分泌物，鼻咽部未见新生物。

2. 变应原检测：花粉（++）。

3. 进一步检查：完善胸部CT平扫检查，以排除下气道病变及是否有异物存留；完善电子鼻咽喉镜检查，以排除上气道病变；完善肺通气+支气管激发试验检查，以评估肺功能及排除支气管哮喘、咳嗽变异性哮喘等疾病；完善血常规及C反应蛋白检查，以评估是否有原发感染性疾病。

（四）诊断与治疗

1. 诊断：过敏性咳嗽；变应性鼻炎。

2. 诊断依据：①患者男，9岁，反复咳嗽1个月。②起病前曾到公园游玩，干咳，无明显咳痰，伴有咽喉不适，双肺听诊未见异常，夜间咳嗽加重，伴有睡眠张口呼吸及反复抽鼻。③鼻内镜检查可见双侧下鼻甲肥大、黏膜苍白，有大量清亮透明水样分泌物；变应原检测提示花粉（++）。

3. 治疗方案：①避免接触过敏原；②全身应用抗过敏药物；③使用鼻喷激素；④局部冲洗鼻腔；⑤止咳等对症治疗。

四、练习4 右侧鼻塞、流脓涕2周

患者女，16月龄，因"右侧鼻塞、流脓涕2周"就诊：

· 您作为耳鼻咽喉科接诊医师，请对患者进行问诊。

· 请为患者行专科体格检查。

· 患者需完善辅助检查，请分析辅助检查结果（图7-7），并分析患者是否需要接受进一步检查。

· 结合上述结果，请给出患者的诊断、诊断依据及接下来的治疗方案。

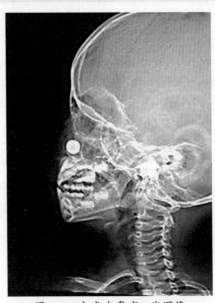

图7-7 本患者鼻窦X线图像

【SP参考病史】

患者2周前突然出现右侧鼻腔流脓涕，伴有右侧鼻塞，家属给予"洗鼻盐水"喷鼻后，患者右侧鼻腔可见脓性分泌物流出。家属未带患者接受进一步诊治，患者流脓涕症状无缓解，且逐渐出现右侧鼻腔分泌物有异味，遂就诊。病程中患者偶有咳嗽咳痰，左侧鼻腔无明显分泌物，无咽痛、发热、耳痛、呼吸困难等不适，睡眠及饮食尚可。

【参考答案】

（一）问诊要点

右侧鼻塞是持续性还是间歇性，脓涕有无臭味，有无涕中带血，左侧鼻腔有无类似症状，有无睡眠时张口呼吸及打鼾，有无呼吸困难、喘息、咳嗽咳痰，有无呛咳，有无咽痛、发热、耳痛，有无惊厥、抽搐。起病前有无异物吸入史，如有异物吸入史，应向家长确认异物的形状、颜色、大小，并让家长出示与异物相同或类似的物品，以便查体时辨认。

（二）查体要点

1. 视诊：观察外鼻及鼻前庭皮肤有无红肿，双侧鼻腔有无异常分泌物、新生物及异物。吸除右侧鼻腔脓性分泌物后判断异物的位置、大小、形状，检查异物有无嵌顿，有无与鼻腔黏膜粘连，周围黏膜有无损伤。用压舌板辅助观察口咽部，检查有无异物存留。

2. 听诊：听诊双肺呼吸音是否清晰、对称，有无减弱，有无啰音或哮鸣音。

（三）辅助检查

1. 鼻窦X线检查：鼻腔有高密度影，考虑异物存留。

2. 进一步检查：异物取出后为排除是否仍有异物存留于气道，可行电子鼻咽喉镜及胸部CT平扫检查。

（四）诊断与治疗

1. 诊断：鼻腔异物（右侧）。

2. 诊断依据：①患者女，16月龄，反复右侧鼻塞、流脓涕2周；②专科体格检查及鼻窦X线检查可见右侧鼻腔异物存留。

3. 治疗方案：①行前鼻镜下右侧鼻腔异物取出术。如视野不佳，可于鼻内镜辅助观察下操作；如异物较大，嵌顿明显，取出困难，且患者配合较差，则应立即行全麻手术，术中经口气管插管，以防异物坠入下气道，异物可直接经前鼻孔取出，或推向鼻咽部经口取出。②取出异物后可行电子鼻咽喉镜及胸部CT平扫检查，以排除是否仍有异物存留于气道。③根据鼻腔黏膜是否受损或感染，可应用减充血剂或抗生素治疗。

五、练习5 双侧鼻出血2个月

> 患者男，11岁，因"双侧鼻出血2个月"就诊：
> · 您作为耳鼻咽喉科接诊医师，请对患者进行问诊。
> · 请为患者行专科体格检查。
> · 患者需完善辅助检查，请分析辅助检查结果（图7-8、图7-9），并分析患者是否需要接受进一步检查。
> · 结合上述结果，请给出患者的诊断、诊断依据及接下来的治疗方案。

【SP参考病史】

患者2个月前夜间睡眠时发现双侧鼻腔有血性分泌物，用纸巾自行填塞后出血停止，未就诊。之后患者反复出现双侧鼻腔出血，多于夜间睡眠或打喷嚏及剧烈活动后出现，出血多可自行停止。病程中患者无头晕、头痛、鼻塞、流涕等不适，偶有鼻痒、打喷嚏，睡眠及饮食尚可。患者父亲年幼时有类似症状。

	项目名称	结果	参考范围	单位	检测方法
	白细胞				
1	白细胞计数【WBC】	5.9	3.5-9.5	10^9/L	仪器法
2	中性粒细胞百分数【Neut%】	49.1	40.0-75.0	%	仪器法
3	淋巴细胞百分数【Lymph%】	42.7	20.0-50.0	%	仪器法
4	单核细胞百分数【Mono%】	5.9	3.0-10.0	%	仪器法
5	嗜酸性粒细胞百分数【Eos%】	2.0↑	0.4-8.0	%	仪器法
6	嗜碱性粒细胞百分数【Baso%】	0.3	0.0-1.0	%	仪器法
7	中性粒细胞绝对值【Neut#】	2.90	1.80-6.30	10^9/L	仪器法
8	淋巴细胞绝对值【Lymph#】	2.53	1.10-3.20	10^9/L	仪器法
9	单核细胞绝对值【Mono#】	0.35	0.10-0.60	10^9/L	仪器法
10	嗜酸性粒细胞绝对值【Eos#】	0.12	0.02-0.52	10^9/L	仪器法
11	嗜碱性粒细胞绝对值【Baso#】	0.02	0.00-0.06	10^9/L	仪器法
	红细胞				
12	红细胞计数【RBC】	3.93	3.80-5.10	10^{12}/L	仪器法
13	血红蛋白【Hb】	126	115-150	g/L	仪器法
14	红细胞比容【Hct】	38.0	35.0-45.0	%	仪器法
15	平均红细胞体积【MCV】	96.7	82-100.0	fL	仪器法
16	平均红细胞血红蛋白量【MCH】	32.1	27.0-34.0	pg	仪器法

图7-8 本患者血常规结果

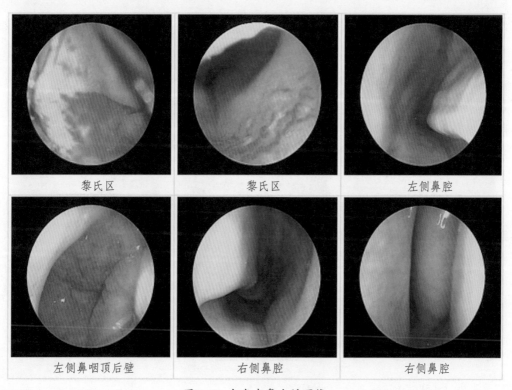

图7-9 本患者鼻内镜图像

【参考答案】

（一）问诊要点

哪侧鼻腔首先出血，哪侧鼻腔出血较频繁，出血速度如何，出血量多少，经前鼻孔流出较多还是经口吐出鲜血较多，每次出血能否自行停止，有无鼻塞、流脓涕、发热，有无头晕或晕厥，有无呕吐咖啡样胃内容物，有无睡眠时打鼾及张口呼吸，全身皮肤、口腔黏膜有无出血点或瘀斑，身体其他部位有无反复出血的情况。起病前有无外伤史，鼻腔有无行某种检查或治疗，有无异物吸入史。起病以来有无进行治疗，疗效如何。平素有无抠鼻习惯，有无鼻痒、打喷嚏、流清涕。既往有无高血压，有无使用抗凝药或抗血小板药，有无肝肾等脏器基础疾病。以往有无类似症状发生，家族中有无类似症状的患者。

（二）查体要点

1. 视诊：用前鼻镜观察双侧鼻腔有无活动性出血，有无异物，有无黏膜破损及糜烂，有无新生物，有无异常分泌物。观察全身皮肤、口腔黏膜有无瘀斑或出血点。

2. 触诊：分别触诊颈部双侧淋巴结、腋窝淋巴结及腹股沟淋巴结有无肿大，若有肿大，肿大淋巴结是单发还是多发，并记录其位置、大小、边界、质地、活动度，检查其表面是否光滑，有无触痛。

（三）辅助检查

1. 血常规检查：嗜酸性粒细胞百分数升高，考虑伴有过敏性疾病，血小板未见异常，可排除血小板下降相关疾病。

2. 鼻内镜检查：双侧黎氏区黏膜糜烂，双侧下鼻甲肥大、苍白。

3. 进一步检查：继续完善鼻内镜检查，以排除鼻腔及鼻咽部肿瘤，明确出血点；完善凝血功能检查，以明确活化部分凝血活酶时间、凝血酶原时间、凝血酶时间、纤维蛋白等指标有无异常；完善脾脏及全身淋巴结彩超。

（四）诊断与治疗

1. 诊断：鼻出血（双侧）；变应性鼻炎。

2. 诊断依据：①患者男，11岁，反复双侧鼻出血2个月；②出血多于夜间睡眠或打喷嚏及剧烈活动后出现，多可自行停止，偶有鼻痒、打喷嚏；③鼻内镜检查见双侧黎氏区黏膜糜烂，双侧下鼻甲肥大、苍白；④患者父亲年幼时有类似症状。

3. 治疗方案：如患者目前有活动性出血，可予1%麻黄素、1‰肾上腺素或0.05%羟甲唑林棉片局部收缩双侧黎氏区，或以凡士林纱条或膨胀海绵行前鼻孔填塞，或于鼻内镜下行双极电凝止血术，同时监测血压，并于颈部、项部和头部进行冰敷；如出血量较大，且患者全身情况进行性恶化，则应紧急送手术室行全麻下止血治疗，并急查血常规、生化指标、血气分析等；如患者目前无活动性出血，则嘱患者放松心情，切勿过度紧张，避免剧烈运动，洗脸、洗头时避免使用过热的水。

（严　尚　梁俊毅）

08

第八章

CHAPTER

耳鼻咽喉急诊科综合练习

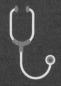

一、练习1　左侧鼻出血1小时

患者女，76岁，因"左侧鼻出血1小时"就诊：

· 您作为耳鼻咽喉科接诊医师，请对患者进行问诊。

· 请为患者行专科体格检查。

· 患者需完善辅助检查，请分析辅助检查结果（图8-1、图8-2），并分析患者是否需要接受进一步检查。

· 结合上述结果，请给出患者的诊断、诊断依据及接下来的治疗方案。

【SP参考病史】

患者1小时前排便起身后突然出现左侧鼻腔出血，血液为点滴样从前鼻孔流出，出血前自觉鼻腔内有虫爬感不适，出血后消失，按压数分钟后仍有少量出血，伴头晕、乏力，无鼻塞、打喷嚏、流涕、嗅觉异常。既往有高血压病史，血压最高为170/100 mmHg，未规律口服药物，因关节痛近1个月曾服用阿司匹林。

	项目名称	结果	参考范围	单位		项目名称	结果	参考范围	单位
	白细胞				14	红细胞比容【Hct】	40.7	35.0-45.0	%
1	白细胞计数【WBC】	4.2	3.5-9.5	10^9/L	15	平均红细胞体积【MCV】	94.7	82-100.0	fL
2	中性粒细胞百分数【Neut%】	56.2	40.0-75.0	%	16	平均红细胞血红蛋白量【MCH】	30.2	27.0-34.0	pg
3	淋巴细胞百分数【Lymph%】	34.0	20.0-50.0	%	17	平均红细胞血红蛋白浓度【MCHC】	319	316-354	g/L
4	单核细胞百分数【Mono%】	7.9	3.0-10.0	%	18	RBC体积分布宽度【RDW-CV】	13.2	11.0-16.0	%
5	嗜酸性粒细胞百分数【Eos%】	1.4	0.4-8.0	%	19	RBC体积分布宽度【RDW_SD】	45.9	39.0-52.3	
6	嗜碱性粒细胞百分数【Baso%】	0.5	0.0-1.0	%	20	有核红细胞比例【NRBC】	0.00	0.00-0.00	%
7	中性粒细胞绝对值【Neut#】	2.35	1.80-6.30	10^9/L	21	有核红细胞数【NRBC】	0.00	0.00-0.00	10^9/L
8	淋巴细胞绝对值【Lymph#】	1.42	1.10-3.20	10^9/L		**血小板**			
9	单核细胞绝对值【Mono#】	0.33	0.10-0.60	10^9/L	22	血小板计数【PLT】	199	125-350	10^9/L
10	嗜酸性粒细胞绝对值【Eos#】	0.06	0.02-0.52	10^9/L	23	血小板体积分布宽度【PDW】	13.8	9.6-15.2	%
11	嗜碱性粒细胞绝对值【Baso#】	0.02	0.00-0.06	10^9/L	24	平均血小板体积【MPV】	11.2	9.0-13.0	fL
	红细胞				25	血小板比容【PCT】	0.220	0.110-0.310	%
12	红细胞计数【RBC】	4.30	3.80-5.10	10^{12}/L	26	大血小板比例【P_LCR】	34.3	17.5-42.3	%
13	血红蛋白【Hb】	130	115-150	g/L					

图8-1　本患者血常规结果

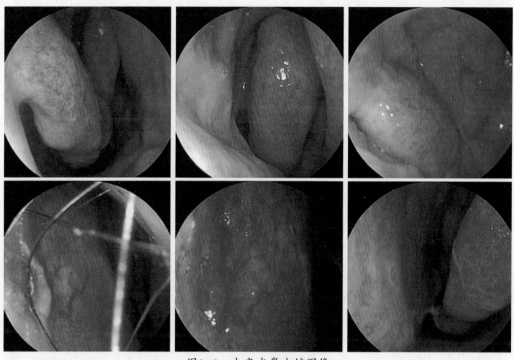

图8-2 本患者鼻内镜图像

【参考答案】

（一）问诊要点

1. 首先安抚患者，缓解患者恐惧的情绪。为患者测量血压。

2. 一般项目：确定患者的个人信息如年龄等及其精神状态。

3. 鼻出血性质：哪侧鼻腔出血，何时出血，出血量多少，出血是持续性还是间歇性，是否为急性起病，有无反复发作，出血前有无外伤史、服药史及相关诱因。

4. 伴随症状：有无头痛、头晕、鼻塞、嗅觉减退等伴随症状。

5. 治疗或处理：有无自行填塞鼻孔、按压止血，有无服药治疗，效果如何。

6. 既往史：有无外伤史，有无高血压等心脑血管疾病病史，有无长期服药史。

（二）查体要点

检查双侧鼻中隔前端黎氏区黏膜有无糜烂；双侧下鼻甲穹窿部，双侧中鼻道、嗅裂，鼻腔后端有无活动性出血；双侧鼻腔有无解剖结构异常，如鼻中隔偏曲、骨嵴形成等；双侧鼻腔有无新生物；有无血性分泌物倒流至鼻咽部，咽后壁有无血性分泌物附着。

（三）辅助检查

1. 血常规检查：未见异常。

2. 鼻内镜检查：双侧鼻腔黏膜充血，鼻中隔向左偏曲伴骨嵴形成，黎氏区黏膜充血，局部糜烂；双侧鼻腔未见新生物。

3. 进一步检查：继续完善鼻内镜检查，以进一步明确鼻腔内有无活动性出血及鼻咽部情况；必要时完善凝血功能检查，以评估有无凝血障碍；可行副鼻窦CT或头颅CT检查，以排除肿瘤或脑血管意外。

（四）诊断与治疗

1. 诊断：鼻出血（左侧）；鼻中隔偏曲；高血压。

2. 诊断依据：①左侧鼻腔出血1小时；②鼻内镜检查见鼻中隔左偏曲伴骨嵴形成，黎氏区黏膜糜烂；③既往有高血压病史。

3. 治疗方案：①安抚患者情绪，为患者测量血压，判断患者基本生命体征；②可先以棉片压迫止血，若止血效果不理想，可行前鼻孔填塞或电凝止血术，如无法明确出血点，可行鼻内镜下探查止血术；③及时进行降压处理，嘱患者暂停使用抗凝药物；④告知患者平素控制血压的重要性，嘱其必要时至专科门诊就诊并进行药物的调整。

二、练习2 左耳痛伴听力下降2小时

患者男，23岁，因"左耳痛伴听力下降2小时"就诊：

· 您作为耳鼻咽喉科接诊医师，请对患者进行问诊。

· 请为患者行专科体格检查。

· 患者需完善辅助检查，请分析辅助检查结果（图8-3、图8-4、图8-5），并分析患者是否需要接受进一步检查。

· 结合上述结果，请给出患者的诊断、诊断依据及接下来的治疗方案。

【SP参考病史】

患者2小时前乘坐飞机时出现左耳闷堵感，伴有耳痛及听力下降，自觉自听声音

增强，听他人声音较遥远，无耳鸣、耳流脓、流涕、咳嗽咳痰等不适。既往有睡眠打鼾及长期慢性鼻炎病史，乘坐飞机前1周有上呼吸道感染病史。

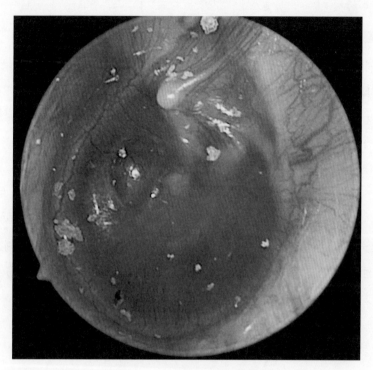

图8-3 本患者耳内镜图像

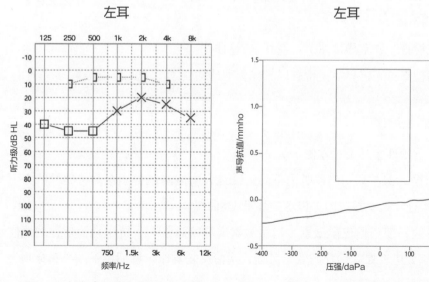

图8-4 本患者纯音听阈测试结果

图8-5 本患者声导抗检查结果

【参考答案】

（一）问诊要点

1. 耳痛及听力下降性质：哪侧耳疼痛及听力下降，是单耳还是双耳，发病时间是何时，耳痛是闷痛、胀痛还是刺痛；症状是突然出现还是缓慢发生；发病前有无诱发因素，如上呼吸道感染病史、不洁掏耳史、乘坐飞机、潜水等。

2. 伴随症状：有无自听声音增强、听他人声音较遥远、耳鸣、耳流脓、鼻塞、流涕、咳嗽等不适。

3. 既往史：有无发生过此类情况，有无慢性鼻炎或鼻咽部疾病病史。

（二）查体要点

检查双侧外耳道有无充血、肿胀，有无异常分泌物或新生物；双侧鼓膜是否完整，有无浑浊，有无充血，有无内陷、隆起或穿孔；鼓室有无积液或者积脓。嘱患者捏鼻鼓气，观察耳闷有无缓解。

（三）辅助检查

1. 耳内镜检查：左侧鼓膜完整，但内陷、浑浊，呈琥珀色，未见穿孔及新生物。

2. 纯音听阈测试：左耳骨导听力正常，气导听力下降，存在气骨导听阈值差，符合传导性听力下降。

3. 声导抗检查（鼓室导抗图）：左耳呈B型曲线。

4. 进一步检查：完善鼻咽镜检查以排除鼻咽部病变。

（四）诊断及治疗

1. 诊断：分泌性中耳炎（左侧）。

2. 诊断依据：①左耳闷痛伴听力下降；②纯音听阈测试提示左侧传导性听力下降；③声导抗检查（鼓室导抗图）提示左耳呈B型曲线。

3. 治疗方案：使用糖皮质激素（口服激素或鼻喷激素）、抗生素治疗，酌情使用黏液促排剂。如患者保守治疗的效果欠佳，病情反复发作，后期可予以鼓膜穿刺、切开或鼓膜置管手术治疗。

三、练习3 咽痛2天，加重伴呼吸困难1天

患者女，25岁，因"咽痛2天，加重伴呼吸困难1天"就诊：

· 您作为耳鼻咽喉科接诊师，请对患者进行问诊。

· 请为患者行专科体格检查。

· 患者需完善辅助检查，请分析辅助检查结果（图8-6、图8-7），并分析患者是否需要接受进一步检查。

· 结合上述结果，请给出患者的诊断、诊断依据及接下来的治疗方案。

【SP参考病史】

▼

患者2天前游泳后出现咽痛，伴有发热，体温最高38.5℃，口服"美林"及阿莫西林后体温稍降，患者未就诊。1天前患者咽痛加重，口腔分泌物增多，说话含糊不清，平躺后吸气费力，遂就诊。病程中偶有咳嗽咳痰，自觉咽部梗阻感，无鼻塞、流涕、耳鸣等不适。病程中睡眠及饮食情况较差。

	项目名称	结果	参考范围	单位		项目名称	结果	参考范围	单位
	白细胞				15	平均红细胞体积【MCV】	94.1	82-100.0	fL
1	白细胞计数【WBC】	16.3↑	3.5-9.5	10⁹/L	16	平均红细胞血红蛋白量【MCH】	26.2↓	27.0-34.0	pg
2	中性粒细胞百分数【Neut%】	81.5↑	40.0-75.0	%	17	平均红细胞血红蛋白浓度【MCHC】	279↓	316-354	g/L
3	淋巴细胞百分数【Lymph%】	11.2↓	20.0-50.0	%	18	RBC体积分布宽度【RDW-CV】	16.9↑	11.0-16.0	%
4	单核细胞百分数【Mono%】	6.1	3.0-10.0	%	19	RBC体积分布宽度【RDW_SD】	57.6↑	39.0-52.3	
5	嗜酸性粒细胞百分数【Eos%】	0.6	0.4-8.0	%	20	有核红细胞比例【NRBC】	0.00	0.00-0.00	%
6	嗜碱性粒细胞百分数【Baso%】	0.6	0.0-1.0	%	21	有核红细胞数【NRBC】	0.00	0.00-0.00	10⁹/L
7	中性粒细胞绝对值【Neut#】	13.27↑	1.80-6.30	10⁹/L		**血小板**			
8	淋巴细胞绝对值【Lymph#】	1.83	1.10-3.20	10⁹/L	22	血小板计数【PLT】	571↑	125-350	10⁹/L
9	单核细胞绝对值【Mono#】	0.99↑	0.10-0.60	10⁹/L	23	血小板体积分布宽度【PDW】	11.5	9.6-15.2	%
10	嗜酸性粒细胞绝对值【Eos#】	0.10	0.02-0.52	10⁹/L	24	平均血小板体积【MPV】	10.3	9.0-13.0	fL
11	嗜碱性粒细胞绝对值【Baso#】	0.09↑	0.00-0.06	10⁹/L	25	血小板比容【PCT】	0.590↑	0.110-0.310%	
	红细胞				26	大血小板比例【P_LCR】	27.5	17.5-42.3	%
12	红细胞计数【RBC】	4.27↓	4.30-5.80	10¹²/L		**C反应蛋白**			
13	血红蛋白【Hb】	112↓	130-175	g/L	27	C反应蛋白【CRP】	32.39↑	0.0-5.0	mg/L
14	红细胞比容【Hct】	40.2	40.0-50.0	%					

图8-6 本患者血常规结果

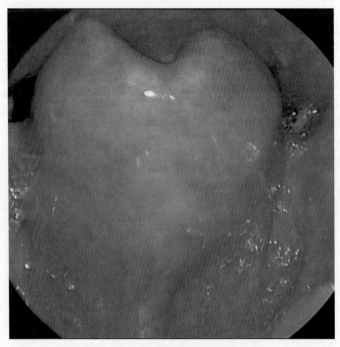

图8-7 本患者喉镜图像

【参考答案】

（一）问诊要点

1. 咽痛性质：咽痛是钝痛、胀痛、隐痛、刺痛、电击样痛还是烧灼样痛，疼痛程度如何，可否耐受，咽痛是否持续存在，吞咽时咽痛是否加重。是否为急性起病，或渐进性加重，发病前有无感冒、受凉、误吞异物、外伤史等诱发因素。

2. 伴随症状：有无呼吸不畅、声嘶、咽部异物感、咳嗽咳痰；有无吞咽梗阻、饮食呛咳；有无发热、乏力、全身肌肉酸痛。这些伴随症状是否影响睡眠、进食等。

（二）查体要点

观察患者咽部黏膜有无充血、水肿，双侧扁桃体有无肿大、化脓；间接喉镜下查看喉咽部，重点观察会厌有无充血、肿胀，双侧梨状窝有无积液，声带有无新生物。注意观察患者有无三凹征。

（三）辅助检查

1. 急诊血常规及C反应蛋白检查：白细胞及中性粒细胞增多，C反应蛋白升高，考虑细菌感染。

2. 喉镜检查：会厌舌面充血、肿胀，呈球形，声门无法窥及。

（四）诊断及治疗

1. 诊断：急性会厌炎。

2. 诊断依据：①咽痛伴吞咽痛2天，加重伴呼吸困难1天；②查体见会厌舌面充血、肿胀；③血常规提示白细胞及中性粒细胞增多，C反应蛋白升高；喉镜检查提示会厌舌面充血、肿胀，呈球形，声门无法窥及。

3. 治疗方案：建议住院治疗，尽快解除呼吸道梗阻。具体治疗有以下3点。①使用足量抗生素及糖皮质激素治疗以控制感染；②局部用药，如行雾化吸入治疗以湿化气道、稀释痰液及消炎；③床旁备气切包，必要时予监测生命体征、吸氧。

四、练习4　误吞笔帽后呛咳1天

患者男，7岁，因"误吞笔帽后呛咳1天"就诊：

· 您作为耳鼻咽喉科接诊医师，请对患者进行问诊。

· 请为患者行专科体格检查。

· 患者需完善辅助检查，请分析辅助检查结果（图8-8），并分析患者是否需要接受进一步检查。

· 结合上述结果，请给出患者的诊断、诊断依据及接下来的治疗方案。

【SP参考病史】

▼

患者1天前在学校与同学嬉闹时误吞笔帽，之后出现刺激性干咳，放学回家后告知父母，遂就诊，患者未觉呼吸困难等不适，可正常行走。

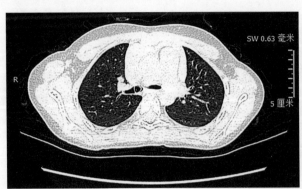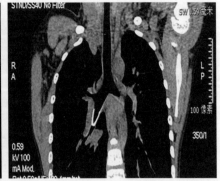

图8-8 本患者胸部CT图像

【参考答案】

（一）问诊要点

1. 明确患者有无异物吞入史，了解异物的大小、形状、种类与吞食时间。安抚患者及家属情绪，告知家属患者目前病情急重及可能的预后。

2. 伴随症状：有无突发高声呛咳、气急、声嘶；有无咽痛、吞咽困难、咯血；有无出现皮下气肿、胸痛等不适。

（二）查体要点

1. 视诊：观察患者面色有无苍白，皮肤、黏膜有无发绀，以判断氧合状态；观察患者胸廓有无塌陷，呼吸频率、深度、节奏有无异常，注意观察患者有无呼吸困难、喘息等表现。

2. 触诊：检查患者的触觉语颤有无减弱或消失。

3. 叩诊：叩诊患者肺部，检查叩诊音有无异常。有阻塞性肺气肿时，叩诊音呈鼓音；有肺不张时，叩诊音呈浊音。

4. 听诊：听诊患者肺部，通过呼吸音减弱处寻找异物滞留的部位，同时听诊肺部有无啰音或哮鸣音。

（三）辅助检查

胸部CT检查：右侧支气管内可见一高密度影，明确存在异物存留。

（四）诊断及治疗

1. 诊断：支气管异物（右侧）。

2. 诊断依据：①误吞笔帽后呛咳1天；②胸部CT提示右侧支气管内有一高密度影。

3. 治疗方案：对于Ⅲ度和Ⅳ度呼吸困难的患者，应立即给予镇静、吸氧、心电监护（必要时行气管插管，辅助机械通气），开放静脉通路，并建立绿色通道，送急诊手术；对于支气管异物活动变位引起呼吸困难的患者，应立即将患者头位向上竖抱扣背，促使异物落于一侧支气管，并立即准备急诊手术。手术方法为经硬质支气管镜下取出异物或经可弯曲支气管镜（纤维或电子支气管镜）下取出异物。

五、练习5 误吞鱼骨后咽痛、吞咽困难2小时

患者男，70岁，因"误吞鱼骨后咽痛、吞咽困难2小时"就诊：

· 您作为耳鼻咽喉科接诊医师，请对患者进行问诊。

· 请为患者行专科体格检查。

· 患者需完善辅助检查，请分析辅助检查结果（图8-9），并分析患者是否需要接受进一步检查。

· 结合上述结果，请给出患者的诊断、诊断依据及接下来的治疗方案。

【SP参考病史】

患者2小时前进食时误吞鱼骨，之后自觉咽痛及吞咽痛，伴有进食困难、口腔分泌物增多，遂来就诊。现患者自觉胸骨窝处疼痛，行吞咽动作时表情痛苦，无呼吸困难等不适。

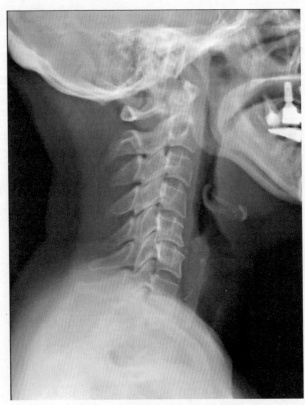

图8-9　本患者颈椎X线侧位片

【参考答案】

（一）问诊要点

1. 首先安抚患者，缓解患者焦虑、惧怕的情绪。明确患者有无异物吞入史，询问异物的种类、大小、形状及吞食时间。

2. 伴随症状：有无咽痛、咽部异物感、恶心、呕吐、胸骨后疼痛、吞咽困难、呼吸困难；有无呛咳、气促、咯血等症状。

（二）查体要点

1. 生命体征：检查患者的脉搏和血压，以了解患者的生命体征情况。

2. 口腔和咽部检查：使用间接喉镜检查患者的口腔和咽部，寻找有无异物存留和有无出血点。

3. 胸部检查：检查胸部有无异常，叩诊有无呈浊音等体征。

4. 腹部检查：检查腹部有无异常，有无压痛等体征。

（三）辅助检查

1. 颈椎X线侧位片：第7颈椎水平可见一高密度条状影。

2. 进一步检查：必要时完善颈胸部CT平扫及消化内镜检查。

（四）诊断及治疗

1. 诊断：食管异物。

2. 诊断依据：①误吞鱼骨后咽痛、吞咽困难2小时；②颈椎X线侧位片提示第7颈椎水平见一高密度条状影。

3. 治疗方案：首选消化内镜处理。需注意以下6种情况需行急诊内镜处理。①异物为易损伤黏膜、血管而导致穿孔等并发症的尖锐物品；②异物为腐蚀性物品；③异物为多个磁性物品或磁性物品合并金属；④食管内异物滞留≥24 h；⑤出现气促、呼吸窘迫等气管严重受压合并梗阻表现；⑥出现吞咽唾液困难、流涎等食管完全梗阻表现。

（胡 璟 鲁 慧）

09

第九章

CHAPTER

耳鼻咽喉科客观结构性
临床考试模拟试题

一、模拟试题1

赛站一

患者男，35岁，因"咽痛伴发热1天"就诊，您作为耳鼻咽喉科接诊医师，请对患者进行问诊。

赛站二

请为患者行咽部、喉部、颈部淋巴结触诊的检查。

赛站三

患者需完善喉镜检查，作为喉镜室接诊医师，请您为患者完善喉镜检查（电子喉镜操作为电脑自动评分，需顺畅进入气管隆嵴方可退出，操作过程可不口述所见，每人有3次机会，以3次评分的最高分乘以30%作为本操作的最后得分），并给出诊断、诊断依据及接下来的治疗方案。

赛站四

患者药物保守治疗效果不佳，出现Ⅲ～Ⅳ度喉梗阻，请为患者行气管切开术。

分数汇总表

	赛站一	赛站二	赛站三	赛站四	总分
分数					
完成时间					
考官签名					

【SP参考病史】

▼

患者1天前淋雨后出现咽痛，伴发热，体温最高39 ℃，自觉口腔分泌物逐渐增多，说话含糊不清，吞咽疼痛，仅能进流食，偶尔需要深吸气。病程中无鼻塞、流涕、耳鸣等不适。

【参考答案】

模拟试题1的参考答案见表9-1至表9-4。

表9-1 赛站一问诊评分标准（100分）

项目	具体内容和评分细则		满分	得分	备注
自我介绍 （3分）	检查者介绍自己的姓名		1分		
	介绍自己的职业和工作		1分		
	介绍本次医疗活动的目的，取得患者的配合		1分		
一般项目 （3分）	姓名、性别（可略）、年龄、职业、民族、婚姻状况、籍贯、出生地等（问对两项及以上给3分，一项给1分；姓名为必问项，若没问则本项不得分）		3分		
主诉 （2分）	主要症状		1分		
	持续时间		1分		
现病史 （60分）	起病情况 （2分）	起病急缓、患病时间	2分		
	病因或诱因 （4分）	感冒、受凉、异物或外伤 （每项1分）	4分		
	主要症状的特点 （6分）	咽痛性质（钝痛、胀痛、隐痛、刺痛、电击样痛或烧灼样痛）	2分		
		程度（轻度、中度或重度）	2分		
		发作规律（间歇性、持续性或反复发作）	2分		
	病情发展与演变 （4分）	加重及其因素	2分		
		减轻及其因素	2分		
	伴随症状 （32分）	发音含糊	2分		
		声嘶	2分		
		呼吸情况（性质、程度、加重或缓解的因素）（每项2分）	6分		

（续表）

项目	具体内容和评分细则		满分	得分	备注
现病史（60分）	伴随症状（32分）	咽感觉异常情况（性质、程度）（每项2分）	4分		
		吞咽困难情况（性质、程度）	2分		
		饮食呛咳情况（性质、程度）	2分		
		发热（性质、程度）（每项2分）	4分		
		咳嗽、咳痰、痰中带血、乏力、全身酸胀、鼻塞、流涕、低热、盗汗、纳差等相关症状（每项1分）	10分		
	诊治经过（6分）	接受过的检查及结果，诊断	2分		
		使用过的药物（抗生素）及其剂量、疗程、疗效等	4分		
	病程中的一般情况（6分）	精神、体力状态、饮食、大小便、睡眠、体重变化	6分		
既往史（10分）	既往健康状况		2分		
	传染病病史（肝炎、结核病病史）、疫区接触史、预防接种史		2分		
	外伤手术史		2分		
	长期服药史、药物过敏史		2分		
	输血史		2分		
个人史（6分）	社会经历、职业与工作条件		2分		
	习惯与嗜好		2分		
	冶游性病史		2分		
婚姻史、生育史（2分）	未婚或已婚、结婚年龄、配偶健康情况		1分		
	生育子女情况		1分		

（续表）

项目	具体内容和评分细则	满分	得分	备注
家族史（4分）	家族中有无类似患者	2分		
	有无遗传病病史	2分		
下一步处理（2分）	进行口咽检查、间接喉镜检查，重点查看口咽、喉咽、喉腔等部位	2分		
问诊技巧（8分）	提问有条理性	2分		
	不用医学名词或术语提问（如果使用术语，必须立即向患者解释）	2分		
	体现人文关怀，对患者有体谅及鼓励的语言（4分，过程中患者有两次痛苦表现，需要安慰与解释，每次均体现人文关怀的各给2分）	4分		
总分		100分		
考官签名				

表9-2 赛站二体格检查评分标准（100分）

项目	具体内容和评分细则		满分	得分	备注
操作前准备（9分）	器械准备（4分）	着装整洁，戴口罩、帽子，洗手，准备检查用具（额镜、压舌板、后鼻镜、间接喉镜）	4分		
	沟通（4分）	介绍自己及将要进行的检查	1分		
		交代患者取正确的坐姿（上身稍前倾，头正，腰直）	3分		
	检查者（1分）	坐在患者对面	1分		
额镜的佩戴及对光（7分）	佩戴额镜（2分）	调节关节松紧度至镜面能灵活转动而又不松脱	1分		
		调节头带的长度以适合检查者头部	1分		
	对光（5分）	光源置于患者耳后上方约15 cm处	1分		

（续表）

项目		具体内容和评分细则	满分	得分	备注
额镜的佩戴及对光（7分）	对光（5分）	检查者面对患者，距离患者25~40 cm	1分		
		保持瞳孔、镜孔、反光焦点和检查部位在一条直线上	1分		
		保持姿势端正，不可弯腰、扭颈以迁就光源	1分		
		单目视线向正前方通过镜孔观察检查部位，但另一眼不闭	1分		
口咽检查（14分）	检查方法（3分）	以压舌板将舌前2/3轻轻压下，见口咽部	2分		
		嘱患者发"啊"音	1分		
	检查内容（11分）	观察悬雍垂、软腭、腭舌弓、腭咽弓、咽后壁、咽侧壁（描述上述部位黏膜有无充血、溃疡、新生物，有无异常隆起，以排除脓肿或肿瘤）（每部位1分）	6分		
		观察扁桃体大小及形状（肿大者需分Ⅰ度、Ⅱ度、Ⅲ度）（3分），有无脓点、角化物或渗出物（2分）	5分		
鼻咽检查（14分）	检查方法（5分）	嘱患者坐直，自然张口，用鼻呼吸	1分		
		选用大小合适的后鼻镜	1分		
		烘烤镜背，并于手背试温	1分		
		以压舌板压于患者舌前2/3，将后鼻镜送到软腭与咽后壁之间	2分		
	检查内容（9分）	镜面向上向前时，观察软腭背面、鼻中隔后缘、后鼻孔、各鼻道及鼻甲的后段（描述上述部位黏膜有无充血、粗糙、出血、溃疡、新生物）（每部位1分）	5分		

（续表）

项目		具体内容和评分细则	满分	得分	备注
鼻咽检查 （14分）	检查内容 （9分）	镜面向左右旋转，观察咽鼓管咽口及其周围结构（检查内容同上）	2分		
		镜面朝上，观察鼻咽顶部及腺样体（检查内容同上）	2分		
喉咽及喉部检查 （28分）	检查方法 （8分）	选用间接喉镜	1分		
		右手执笔姿势持镜，烘烤镜背，并于手背试温	1分		
		嘱患者张口伸舌，左手以纱布包裹患者舌前部，左手拇指、中指挟持舌前部并向前牵拉	3分		
		经左侧口角将间接喉镜送入口咽，镜面朝前下，镜背将悬雍垂和软腭推向后上方	3分		
	检查内容 （20分）	观察舌根、会厌谷、喉咽后壁、喉咽侧壁、会厌舌面、会厌游离缘、舌会厌侧壁、杓状软骨及两侧梨状窝（每部位1分）	9分		
		描述以上部位有无充血、溃疡、增生，有无新生物，有无异物（每项1分）	3分		
		嘱患者发"咿"音，使会厌向前上抬起	1分		
		观察会厌喉面、杓会厌襞、杓间区、室带和声带（每部位1分）	5分		
		描述声带、杓状软骨及杓会厌襞活动情况	2分		

（续表）

项目		具体内容和评分细则	满分	得分	备注
头颈部浅表淋巴结触诊检查（20分）	准备（4分）	告知患者取坐位（或仰卧位），检查者站在其对面（仰卧位时在其右侧）。在检查过程中应随时告知患者头部姿势以利于触摸淋巴结（嘱患者低头或将头偏向检查侧）	4分		
	操作流程（16分）	手指四指并拢或示指、中指、环指三指并拢，指腹紧贴检查部位，由浅及深进行滑动触诊	2分		
		检查顺序为耳前、耳后、枕后、颌下、颏下、颈前三角、颈后三角、锁骨上（每部位1分，若检查顺序不对，或无规律触摸，本项不得分）	8分		
		检查双侧淋巴结（可口述）	2分		
		描述淋巴结的大小、硬度、活动度及与周围组织的关系等	4分		
整体评估（8分）	操作熟练（根据娴熟程度及完成时间长短评定）		4分		
	体现人文关怀		4分		
总分			100分		
考官签名					

表9-3　赛站三技能操作——电子喉镜评分标准（50分）

项目	具体内容和评分细则	满分	得分	备注
准备（7分）	核对患者的姓名、年龄等信息	2分		
	向患者说明检查目的、步骤和配合方法	2分		
	经鼻腔进管时需先用1%麻黄素收缩血管及1%丁卡因溶液行表面麻醉（口述）	2分		
	戴好无菌手套	1分		
体位（1分）	嘱患者取平卧位，全身放松，检查者立于患者的头端（如取坐位，则检查者立于患者对面）（口述）	1分		

（续表）

项目	具体内容和评分细则	满分	得分	备注
操作过程 （30分）	此部分以电脑自动评分为主，需顺畅进入气管隆嵴方可退出，操作过程可不口述所见。每人有3次机会，以3次评分的最高分乘以30%作为本操作的最后得分。第一次得分（　）；第二次得分（　）；第三次得分（　）	30分		
初步诊断 （2分）	急性会厌炎	2分		
诊断依据 （2分）	会厌肿胀充血，抬举差	2分		
治疗方案 （4分）	监测血氧饱和度、血压等基本体征；备好气管切开包	1分		
	予全身使用抗生素、激素等治疗（各1分）	2分		
	予雾化、吸氧等治疗	1分		
整体评估 （4分）	尊重患者，安慰患者，体现人文关怀	2分		
	操作熟练（根据娴熟程度及完成时间长短评定）	2分		
总分		50分		
考官签名				

表9-4　赛站四气管切开术评分标准（100分）

项目	具体内容和评分细则	满分	得分	备注
准备 （10分）	核对患者的姓名、床号、年龄	1分		
	为患者做体格检查，核对患者的操作适应证	1分		
	检查患者的凝血功能、血常规、血氧饱和度，排除禁忌证	2分		
	向患者交代气管切开的目的、必要性，解释可能发生的并发症，签署同意书	3分		

（续表）

项目		具体内容和评分细则	满分	得分	备注
准备 （10分）	物品准备 （3分）	气管切开包（圆刀、尖刀片、血管钳、拉钩、甲状腺拉钩、气管切口扩张器、齿镊、线剪、无菌开口纱布、无菌巾）、气管套管、支撑垫、无菌手套、氧气及氧气管、吸引器及吸痰管、注射器、棉签、碘伏、2%利多卡因、生理盐水或0.05%糜蛋白酶，头灯或手术灯	3分		
体位 （4分）		协助患者取仰卧位，肩下垫支撑垫，嘱患者头后仰，保持头部正中位	3分		
		操作者打开手术灯或佩戴头灯	1分		
消毒 （7分）		再次确认患者的姓名、床号、诊断和血氧饱和度	1分		
		初步定位，以环状软骨下1~2横指为中心进行消毒	1分		
		用蘸有碘伏的棉签由内向外消毒皮肤，消毒直径15 cm	2分		
		注意消毒时勿留空隙，棉签不得返回已消毒区域	1分		
		至少消毒2遍	2分		
操作前检查 （13分）		检查各无菌物品的消毒日期	2分		
		打开气管切开包，戴无菌手套	3分		
		检查消毒指示卡，核对包内器械是否齐全	2分		
		检查注射器及针头是否通畅	2分		
		检查气管套管套囊有无破损	4分		
铺单 （5分）		以气管为中心，先铺术者对侧，最后铺术者同侧	1分		
		患者头侧的无菌巾只需展开部分，横行覆于上颈部，注意不能覆盖口鼻	2分		
		无菌巾内缘距切口约2~3 cm	2分		

（续表）

项目		具体内容和评分细则	满分	得分	备注
操作过程 （40分）	暴露气管 （13分）	自环状软骨下缘至胸骨上缘，沿颈前正中线以圆刀切开皮肤、皮下组织和颈阔肌	1分		
		用血管钳沿中线分离胸骨舌骨肌及胸骨甲状肌	3分		
		暴露甲状腺峡部，分离其下缘，用甲状腺拉钩将峡部向上牵引（必要时也可将峡部切断缝扎）	3分		
		适当分离气管前筋膜，充分暴露气管	3分		
		分离过程中，拉钩用力应均匀，使术野保持在中线，可以手指确认环状软骨及气管	3分		
	确认气管 （4分）	将带有2%利多卡因的注射器垂直插入暴露的气管中，回抽注射器，见有气泡被抽出	2分		
		向气管内注射少量2%利多卡因，以减少操作刺激	2分		
	切开 （4分）	以尖刀片在第2~4气管环处自下向上挑开2个气管环	2分		
		刀尖不可刺入过深，以免刺伤气管后壁和食管前壁	2分		
	插入气管套管 （14分）	以气管切口扩张器撑开气管切口	2分		
		顺着气管方向从一侧插入大小合适的带芯的气管套管	5分		
		立即取出管芯，检查是否有气流进出管道	3分		
		连接吸痰管和吸引器，吸净分泌物，用注射器向球囊内注入适量空气	3分		
		再次检查切口有无出血	1分		

（续表）

项目		具体内容和评分细则	满分	得分	备注
操作过程 （40分）	插管后处理 （5分）	始终牢牢扶持导管以防导管脱出	1分		
		连接导管和氧气管，打开氧气开关，根据病情调节氧流量	1分		
		将导管的细带绕过颈部，系死结以固定，松紧程度以能插入一指为宜	2分		
		一般不缝合切口，可用无菌开口纱布垫于套管下，若切口过大，可缝合切口上方	1分		
操作后处理 （5分）		经气管套管吸氧治疗后，再次检查患者的血氧饱和度	2分		
		经常给患者吸痰，每日定时清洗内管并消毒	1分		
		定时经导管滴入生理盐水或0.05%糜蛋白酶等，以稀释痰液	1分		
		每日换药	1分		
整体评估 （16分）		操作熟练（根据娴熟程度及完成时间长短评定）	5分		
		注意细节（物品准备中要求利多卡因或发现利多卡因药品错误、气管套管球囊破损）	5分		
		遵循无菌观念	2分		
		体现人文关怀	4分		
总分			100分		
如严重违反无菌原则（以下任意一项或多项），在总分上扣除50分，请在违反的无菌原则前打钩： □切开前未消毒 □切开前未戴无菌手套 □切开前未铺巾 □操作中无菌用物或手套被污染后仍直接使用			是否扣分 □是 □否		
考官签名					

二、模拟试题2

• 赛站一

患者男，17岁，因"鼻部受撞击后出血、肿痛3小时"就诊，您作为耳鼻咽喉科接诊医师，请对患者进行问诊。

• 赛站二

请为患者行鼻部、耳部的检查。

• 赛站三

患者鼻部外伤，查体见鼻根部肿胀明显，鼻部CT图像见图9-1，请指出各指引线对应部位的名称，并给出初步诊断及接下来的治疗方案。

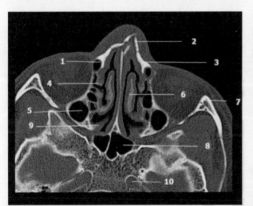
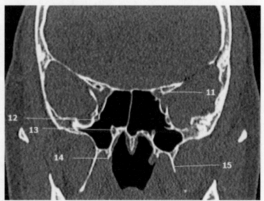

图9-1 本患者鼻部CT图像

• 赛站四

患者鼻部可见一长约5 cm的伤口，伤口已完成清创消毒，请为患者行伤口缝合（2针单纯间断缝合、3针垂直褥式外翻缝合）。

分数汇总表

	赛站一	赛站二	赛站三	赛站四	总分
分数					
完成时间					
考官签名					

【SP参考病史】

▼

患者于3小时前打球时鼻部受到他人肘部撞击后出现疼痛及出血，鼻梁肿胀、变形，出血于自行填塞后可止，鼻梁皮肤破裂出血，当时有头晕、头痛、意识模糊，无意识丧失。

【参考答案】

▼

模拟试题2的参考答案见表9-5至表9-7。

表9-5 赛站一问诊评分标准（100分）

项目	具体内容和评分细则		满分	得分	备注
自我介绍（3分）	检查者介绍自己的姓名		1分		
	介绍自己的职业和工作		1分		
	介绍本次医疗活动的目的，取得患者的配合		1分		
一般项目（3分）	姓名、性别（可略）、年龄、职业、民族、婚姻状况、籍贯、出生地等（问对两项及以上给3分，一项给1分，姓名为必问项，若没问则本项不得分）		3分		
主诉（2分）	主要症状		1分		
	持续时间		1分		
现病史（56分）	起病情况（2分）	起病急缓、患病时间	2分		
	病因或诱因（7分）	跌倒、撞伤、暴力等（每项2分），若为跌倒，跌倒前有无意识丧失（1分）	7分		

（续表）

项目	具体内容和评分细则		满分	得分	备注
现病史 （56分）	主要症状的 特点 （10分）	外伤的部位、应力方向（每项2分）	4分		
		鼻部疼痛的位置、性质、程度（每项2分）	6分		
	伴随症状 （26分）	鼻出血症状（1分），鼻出血的侧别、量、频率、程度、能否自行停止（每项2分）	11分		
		头颅外伤症状：意识障碍、头晕、头痛、恶心、呕吐等（每项1分）	5分		
		鼻塞、嗅觉障碍、流涕等情况（每项1分）	3分		
		视物模糊、复视、视野改变等情况（每项1分）	3分		
		有无耳痛、耳闷堵感、听力下降、耳鸣等（每项1分，问对2项满分）	4分		
	诊治经过 （6分）	就诊地点、做何检查、有何处理（每项2分）	6分		
	病程中的 一般情况 （5分）	睡眠、精神、饮食、大小便、体重变化	5分		
既往史 （14分）	既往健康状况		2分		
	传染病病史（肝炎、结核病病史）、疫区接触史		2分		
	预防接种史		2分		
	头颅及鼻部外伤史		2分		
	手术史		2分		
	药物过敏史		2分		
	输血史		2分		
个人史 （6分）	社会经历、职业与工作条件		2分		
	习惯与嗜好		2分		

（续表）

项目	具体内容和评分细则	满分	得分	备注
个人史 （6分）	冶游性病史	2分		
婚姻史、 生育史 （2分）	未婚或已婚、结婚年龄、配偶健康情况	1分		
	生育子女情况	1分		
家族史 （2分）	家族中有无遗传病病史	2分		
下一步处理 （4分）	进行鼻部检查，重点查看外鼻、鼻腔、鼓膜等	2分		
	完善鼻部CT、颞骨CT、鼻内镜、耳内镜等检查 （提及影像学检查即可得分）	2分		
问诊技巧 （8分）	提问有条理性	2分		
	不用医学名词或术语提问（如果使用术语，必须 立即向患者解释）	2分		
	体现人文关怀，对患者有体谅及鼓励的语言（4 分，过程中患者有两次痛苦表现，需要安慰与解 释，每次均体现人文关怀的各给2分）	4分		
总分		100分		
考官签名				

表9-6　赛站二体格检查评分标准（100分）

项目	具体内容和评分细则		满分	得分	备注
操作前准备 （5分）	器械准备 （2分）	着装整洁、戴口罩、帽子，洗手， 准备检查用具（额镜、前鼻镜、后 鼻镜、音叉）	2分		
	沟通 （2分）	介绍自己及将要进行的检查	1分		
		交代患者取正确的坐姿（上身稍前 倾，头正，腰直）	1分		

（续表）

项目		具体内容和评分细则	满分	得分	备注
操作前准备 （5分）	检查者 （1分）	坐在患者对面	1分		
佩戴额镜及 对光 （5分）	佩戴额镜 （2分）	调节关节松紧度至镜面能灵活转动 而又不松脱	1分		
		调节头带的长度以适合检查者头部	1分		
	对光 （3分）	光源置于患者耳后上方约15 cm 处，检查者面对患者，距离患者 25～40 cm	1分		
		保持瞳孔、镜孔、反光焦点和检查 部位在一条直线上	1分		
		保持姿势端正，单目视线向正前方 通过镜孔观察检查部位，但另一眼 不闭	1分		
外鼻检查 （11分）	视诊 （4分）	观察外鼻有无畸形，鼻梁有无偏 曲、塌陷，前鼻孔有无狭窄，皮肤 色泽有无异常等（各1分）	4分		
	触诊 （3分）	以拇指和示指检查外鼻有无触痛， 鼻骨有无塌陷、移位，有无骨摩擦 感（各1分）	3分		
	听诊 （2分）	检查有无闭塞性或开放性鼻音	2分		
	闻诊 （2分）	检查鼻分泌物性质及有无特殊臭味 （各1分）	2分		
鼻腔检查 （25分）	鼻前庭检查 （5分）	以拇指抬起鼻尖，观察皮肤有无红 肿、溃疡、疖肿、肿块，检查鼻毛 有无脱落（各1分）	5分		
	前鼻镜检查 （20分）	以拇指及示指捏住前鼻镜关节，一 柄置于掌心，另外三指握于另一柄 上，先将前鼻镜两叶合拢，置入患 者鼻前庭后再打开	1分		

（续表）

项目		具体内容和评分细则	满分	得分	备注
前鼻镜检查（20分）	前鼻镜检查（20分）	第一种体位头稍低（2分），观察鼻腔底部、下鼻甲、下鼻道及鼻中隔前下部（观察鼻黏膜颜色，有无肿胀、萎缩等，各鼻道和嗅裂的宽窄，新生物及分泌物情况，鼻中隔有无偏曲）（4分）	6分		
		第二种体位头后仰30°（2分），检查鼻中隔中段、中鼻甲、中鼻道和嗅裂中后部（检查内容同上）（4分）	6分		
		第三种体位头后仰60°（2分），查看鼻中隔上部、中鼻甲前端、鼻丘、嗅裂与中鼻道前部（检查内容同上）（4分）	6分		
		前鼻镜不宜置入过深，3种体位检查完毕后取出前鼻镜，取出时不可完全闭紧两叶	1分		
鼻窦检查（8分）	鼻窦表面检查（5分）	观察面颊部、内眦及眉根（各1分）有无红肿、隆起，检查面颊、眼内上角处有无压痛，额窦前壁有无叩痛（各1分）	5分		
	前、后鼻镜检查（3分）	观察中鼻道、嗅裂处是否有分泌物	2分		
		注意各鼻道是否有息肉或新生物，观察新生物的大小、质地、色泽	1分		
外耳检查（8分）		观察耳廓的大小、位置，检查耳廓有无畸形、红肿及两侧是否对称（每项1分）	4分		
		检查乳突部及耳周皮肤（各1分）有无肿胀、触痛或压痛	2分		
		检查耳周围淋巴结（包括耳前、耳后、耳下淋巴结）有无肿大、压痛	2分		

（续表）

项目		具体内容和评分细则	满分	得分	备注
外耳道及鼓膜检查（13分）	检查方法（2分）	患者受检耳朝向检查者正面，检查者相对而坐，调节额镜，使额镜的反光焦点投照于患者外耳道口	1分		
		先检查健侧后检查患侧	1分		
	检查内容（徒手检查或用耳镜检查均可）（11分）	牵拉耳廓，检查是否有牵拉痛，耳屏是否有压痛	2分		
		检查外耳道是否有充血、红肿、结痂、疖肿或者触痛（每项0.5分）	2分		
		检查外耳道是否有耵聍、异物、分泌物等（每项0.5分）	1.5分		
		如有分泌物，描述其性状	0.5分		
		检查鼓膜结构是否完整，光锥是否存在，鼓膜色泽如何，是否有充血，是否有内陷，是否有萎缩斑或钙化斑（每项0.5分）	3分		
		鼓膜有穿孔时，应检查穿孔部位、大小，检查听骨链、鼓室内情况（每项0.5分）	2分		
音叉检查（25分）	检查方法（7分）	检查者选取C256或C512音叉	1分		
		手持叉柄，用叉臂轻轻敲击另一手的鱼际或肘关节	1分		
		检查气导听力时，将振动的叉臂置于患者外耳道口外1 cm处，叉臂上1/3的平面应与外耳道口在同一水平	2分		
		检查骨导听力时，将叉柄末端压置于患者乳突部鼓窦区	3分		
	林纳试验（5分）	先检查健侧后检查患侧	1分		
		先测试骨导听力，当一侧骨导声音结束后，立即测同侧气导听力	2分		
		正确判断结果	2分		

（续表）

项目		具体内容和评分细则	满分	得分	备注
音叉检查（25分）	韦伯试验（4分）	将振动的音叉叉柄末端置于患者前额或头顶正中，让患者比较哪一侧听到的声音较响	2分		
		正确判断结果	2分		
	施瓦巴赫试验（5分）	先检查健侧后检查患侧	1分		
		将振动的音叉叉柄末端交替置于患者和正常人（一般是检查者本人）的乳突部鼓窦区	2分		
		正确判断结果	2分		
	盖莱试验（4分）	将振动的音叉叉柄末端置于患者乳突部鼓窦区，用鼓气耳镜交替向外耳道加压和减压，询问患者是否存在声音强弱的变化	2分		
		正确判断结果	2分		
总分			100分		
考官签名					

赛站三CT阅片评分标准（50分）

CT阅片每个部位3分，15个部位共45分（请在回答正确的部位名称前打钩）：

☐1泪囊（窝）　　☐2鼻骨　　　　☐3上颌骨额突　☐4钩突　　　☐5上颌窦

☐6中鼻甲　　　☐7颧骨眶突　　☐8蝶窦　　　☐9上鼻甲　　☐10颈内动脉

☐11视神经管　☐12圆孔　　　☐13翼管　　　☐14翼内板　☐15翼外板

初步诊断（请在回答正确的诊断前打钩）：

☐鼻外伤（1分）　☐鼻骨骨折（1分）　☐鼻中隔骨折（1分）

治疗方案（请在回答正确的治疗方案前打钩）：

☐嘱患者7~10天后复诊（1分）　☐嘱患者必要时行鼻骨骨折复位（复位时间尽量不超过伤后14天）（1分）

总分：

考官签名：

表9-7 赛站四缝合评分标准（100分）

项目	具体内容和评分细则		满分	得分	备注
准备（7分）	核对患者的姓名、床号、年龄		2分		
	为患者做体格检查（如测量血压等），核对患者的操作适应证，排除禁忌证		2分		
	向患者交代缝合的必要性，解释可能发生的并发症，签署同意书		2分		
	物品准备（1分）	缝合包（无菌巾、持针器、有齿镊、无齿镊、剪刀、无菌敷料）、无菌手套、注射器、2%利多卡因、碘伏、缝线、缝合针、胶布、棉签	1分		
核对及体位（1分）	再次确认患者的姓名、床号等，协助患者取舒适体位		1分		
缝合伤口（86分）	检查清创缝合包的日期		2分		
	正确打开缝合包外层		1分		
	戴无菌手套：打开手套外包装，用手捏住手套套口内翻折部分（1分）；将手套取出，正确戴好手套（1分）；手套戴好后应扎住袖口（1分）		3分		
	打开缝合包内层，检查包内物品是否齐全（1分）；检查消毒指示卡（1分）		2分		
	再次消毒，用蘸有碘伏的棉签由内向外消毒伤口2遍		2分		
	铺无菌巾		2分		
	使用2%利多卡因行局部浸润麻醉		2分		
	行局部浸润麻醉时，应先回抽注射器，无回血后再注射麻醉剂		2分		
	选择三角针		3分		
	穿针：持针器夹针1/3处；穿针时针尖朝外；持针器夹好针后再穿线；穿针后留的短线应长短合适（各0.5分）		2分		

（续表）

项目	具体内容和评分细则	满分	得分	备注
缝合伤口 （86分）	正确完成2针单纯间断缝合，操作中做到针距合适、边距适宜、进针出针方式正确、打结方式正确、剪线时留取长度适宜［每针10分（操作要点每项2分）］	20分		
	正确完成3针垂直褥式外翻缝合，操作中做到针距合适、边距适宜、进针出针方式正确、打结方式正确、剪线时留取长度适宜［每针10分（操作要点每项2分）］	30分		
	每次打结不产生滑结	5分		
	缝合结束，消毒伤口	4分		
	用无菌辅料覆盖伤口，并用胶布固定	4分		
	复测患者基本生命体征	2分		
整体评估 （6分）	操作熟练（根据娴熟程度及完成时间长短评定）	2分		
	遵循无菌观念	2分		
	体现人文关怀	2分		
总分		100分		
如严重违反无菌原则（以下任意一项或多项），在总分上扣除50分，请在违反的无菌原则前打钩： □打开缝合包内层前未戴无菌手套　□缝合前未铺巾　□操作中无菌用物或手套被污染后仍直接使用		是否扣分 □是　□否		
考官签名				

三、模拟试题3

•赛站一

患者女，73岁，因"右侧鼻出血2小时"就诊，您作为耳鼻咽喉科接诊医师，请对患者进行问诊。

•赛站二

请为患者行病情相关的全身体格检查（生命体征）及鼻部的检查（根据考官的要求，重点完成前鼻镜检查）；陈述下一步需完善的检查或处理。

•赛站三

评估患者病情状态，为患者行鼻内镜检查，并根据内镜检查所见，得出患者的初步诊断。

•赛站四

请为患者行鼻内镜下前鼻孔填塞。

分数汇总表

	赛站一	赛站二	赛站三	赛站四	总分
分数					
完成时间					
考官签名					

【SP参考病史】

▼

患者于2小时前打喷嚏后出现右侧鼻腔出血，新鲜血液以线样流出，浸湿毛巾，家属用纸巾为其右侧鼻腔简单填塞后，新鲜血液从左侧鼻腔及口腔流出。患者自觉体虚、出汗、心慌，由家人搀扶来急诊就诊。入院后测量生命体征，体温36.5 ℃，脉搏95次/min，呼吸20次/min，血压102/62 mmHg。患者既往有高血压病史，未规律用药，2年前行"冠脉支架植入"，现规律口服阿司匹林。

【参考答案】

模拟试题3的参考答案见表9-8至表9-11。

表9-8 赛站一问诊评分标准（100分）

项目	具体内容和评分细则		满分	得分	备注
自我介绍 （3分）	检查者介绍自己的姓名		1分		
	介绍自己的职业和工作		1分		
	介绍本次医疗活动的目的，取得患者的配合		1分		
一般项目 （5分）	姓名、性别（可略）、年龄、职业、民族、婚姻状况、籍贯、出生地、住址、电话、工作单位（每一项0.5分）		5分		
主诉 （5分）	主要症状		3分		
	持续时间		2分		
现病史 （48分）	起病情况 （2分）	起病急缓	1分		
		患病时间	1分		
	病因或诱因 （2分）	喝酒、外伤	2分		
	主要症状的特点 （13分）	侧别（单侧或双侧）	2分		
		发作规律（间歇性或持续性）	2分		
		程度（涕中带血，出血量少量或大量）	3分		
		缓解或加重的因素	2分		
		能否自止	2分		
		出血量估计	2分		
	病情发展与演变 （4分）	自止，压迫或冷敷后可止，不能止血	4分		
	伴随症状 （12分）	鼻塞情况	2分		
		流涕情况	2分		
		头痛情况	2分		

（续表）

项目		具体内容和评分细则		满分	得分	备注
现病史（48分）	伴随症状（12分）	嗅觉减退情况		2分		
		头晕、耳鸣、耳闷等相关症状		4分		
	诊治经过（13分）	接受过的检查及结果		2分		
		诊断		2分		
		接受过的处理（鼻腔烧灼、填塞、手术等）		4分		
		若有鼻腔填塞，询问填塞物的数量、止血效果		3分		
		治疗药物（药物剂量、效果等）		2分		
	病程中的一般情况（2分）	精神、体力状态、饮食、大小便、睡眠、体重变化		2分		
既往史（7分）	既往健康状况（高血压、糖尿病、血液病、肝病等病史）			2分		
	传染病病史（肝炎、结核病病史）、血吸虫疫水接触史、预防接种史			1分		
	外伤手术史			1分		
	长期服药史（如是否使用阿司匹林）、药物过敏史			2分		
	输血史			1分		
个人史（2分）	社会经历			0.5分		
	职业与工作条件			0.5分		
	习惯与嗜好			0.5分		
	冶游性病史			0.5分		
婚姻史（1分）	未婚或已婚、结婚年龄、配偶健康情况			1分		
月经与生育史（2分）	初潮年龄，平素月经周期、经期天数，有无痛经、白带			1分		
	生育子女情况			1分		

（续表）

项目	具体内容和评分细则	满分	得分	备注
家族史（2分）	家族中有无类似患者	1分		
	有无遗传病病史	1分		
下一步处理（10分）	需针对出血程度的不同进行针对性处理：对于小出血（涕中带血或无活动性出血），可进一步查找病因	5分		
	需针对出血程度的不同进行针对性处理：对于大出血（活动性出血或无法压迫止血者），需立即进行止血处理，待病情稳定后再查找病因	5分		
问诊技巧（15分）	提问有条理性	3分		
	无诱导性提问、诘难性提问及连续性提问（有1项扣1分）	3分		
	不用医学名词或术语提问（如果使用术语，必须立即向患者解释）	3分		
	注意聆听，不轻易打断患者讲话	2分		
	谦虚礼貌，尊重患者，对患者有友好的眼神及体谅、鼓励的语言	3分		
	问诊结束时，谢谢患者的合作	1分		
总分		100分		
考官签名				

表9-9 赛站二体格检查评分标准（100分）

项目	具体内容和评分细则		满分	得分	备注
测量生命体征（10分）	测量体温（2分）、脉搏（2分）、呼吸（2分）、血压（4分）		10分		
操作前准备（5分）	器械准备（2分）	着装整洁，戴口罩、帽子，洗手，准备检查用具（额镜、前鼻镜）	2分		
	沟通（2分）	介绍自己及将要进行的检查，交代患者取正确的坐姿（上身稍前倾，头正，腰直）	2分		

（续表）

项目		具体内容和评分细则	满分	得分	备注
操作前准备（5分）	检查者（1分）	坐在患者对面	1分		
额镜的佩戴及对光（15分）	佩戴额镜（5分）	调节关节松紧度至镜面能灵活转动而又不松脱	2分		
		调节头带的长度以适合检查者头部	3分		
	对光（10分）	光源置于患者耳后上方约15 cm处	2分		
		检查者面对患者，距离患者25～40 cm	2分		
		保持瞳孔、镜孔、反光焦点和检查部位在一条直线上	2分		
		保持姿势端正，不可弯腰、扭颈以迁就光源	2分		
		单目视线向正前方通过镜孔观察检查部分，但另一眼不闭	2分		
外鼻检查（10分）	视诊（3分）	观察外鼻有无畸形，鼻梁有无偏曲、塌陷（1分），前鼻孔有无狭窄（1分），皮肤色泽有无异常（1分）等	3分		
	触诊（3分）	以拇指和示指检查外鼻有无触痛（1分），鼻骨有无塌陷、移位（1分），有无骨摩擦感（1分）	3分		
	听诊（2分）	检查有无闭塞性或开放性鼻音	2分		
	闻诊（2分）	检查鼻分泌物性质及有无特殊臭味	2分		
鼻腔检查（40分）	鼻前庭检查（8分）	以拇指抬起鼻尖，观察皮肤有无红肿、溃疡、疖肿、肿块，检查鼻毛有无脱落	8分		

（续表）

项目		具体内容和评分细则	满分	得分	备注
鼻腔检查（40分）	前鼻镜检查（32分）	以拇指及示指捏住前鼻镜关节，一柄置于掌心，另外三指握于另一柄上，先将前鼻镜两叶合拢，置入患者鼻前庭后再打开	4分		
		第一种体位头稍低，观察鼻腔底部、下鼻甲、下鼻道及鼻中隔前下部（观察鼻黏膜颜色，有无肿胀、萎缩等，各鼻道和嗅裂的宽窄，新生物及分泌物情况，鼻中隔有无偏曲）	8分		
		第二种体位头后仰30°，检查鼻中隔中段、中鼻甲、中鼻道和嗅裂中后部（检查内容同上）	8分		
		第三种体位头后仰60°，查看鼻中隔上部、中鼻甲前端、鼻丘、嗅裂与中鼻道前部（检查内容同上）	8分		
		前鼻镜不宜置入过深，3种体位检查完毕后取出前鼻镜，取出时不可完全闭紧两叶	4分		
鼻窦检查（10分）	鼻窦表面检查（2分）	观察面颊部、内眦及眉根有无红肿、隆起，检查面颊、眼内上角处有无压痛，额窦前壁有无叩痛	2分		
	前、后鼻镜检查（8分）	观察中鼻道、嗅裂处是否有分泌物	4分		
		注意各鼻道是否有息肉或新生物，观察新生物的大小、质地、色泽	4分		
整体评估（5分）	操作熟练（根据娴熟程度及完成时间长短评定）		5分		

（续表）

项目	具体内容和评分细则	满分	得分	备注
下一步需完善的检查 （5分）	根据全身体格检查及鼻部的检查，患者下一步需完善血常规、凝血功能、鼻内镜等检查	5分		
	总分	100分		
	考官签名			

表9-10 赛站三鼻内镜检查评分标准（100分）

项目	具体内容和评分细则		满分	得分	备注
准备 （10分）	检查者自我介绍		2分		
	向患者交代麻醉的注意事项		2分		
	与患者沟通检查时可能会出现恶心、呕吐等情况		2分		
	告知患者检查时的配合要点，如何时用口呼吸、何时用鼻呼吸、有分泌物时可吞下等		2分		
	物品准备 （2分）	鼻内镜成像系统、不同角度的鼻内镜、碘伏、棉签、无菌手套、1%麻黄碱、1%丁卡因、棉片、帽子、口罩	2分		
体位 （2分）	患者取平卧位，检查者立于患者右侧，嘱患者将头偏向右侧，微微张口呼吸		2分		
检查前准备 （6分）	检查者佩戴帽子、口罩		2分		
	洗手		2分		
	戴无菌手套		2分		
麻醉 （10分）	先用1%麻黄碱棉片及1%丁卡因棉片行鼻腔黏膜表面收缩麻醉，共麻醉3次		5分		
	观察患者有无丁卡因中毒症状		5分		
操作内镜 （25分）	单侧检查时间（<60 s：不扣分；60~90 s：扣2分；90~120 s：扣4分；>120 s：扣6分）		8分		

（续表）

项目	具体内容和评分细则	满分	得分	备注
操作内镜（25分）	镜头触碰患者黏膜次数（<5次：不扣分；5～10次：扣1分；10～15次：扣2分；15～20次：扣3分；20～25次：扣4分；25～30次：扣5分；>30次：扣6分）	8分		
	选择拍照的视野情况（解剖位置居中、对称、清晰）	5分		
	患者不适情况（疼痛：扣2分；损伤出血：扣4分）	4分		
描述解剖位置及病变情况（32分）	鼻腔（中鼻甲、下鼻甲、中鼻道、下鼻道、总鼻道、嗅裂）（每项2分）	12分		
	鼻咽（咽隐窝、圆枕、咽鼓管咽口、鼻咽顶后壁）（每项2分）	8分		
	对病灶的描述准确、详细，包括病灶的侧别（1分）、部位（2分）、性质及范围（5分）、伴随情况（分泌物）（2分）等，并能判断是否需要活检（2分）	12分		
操作后处理（15分）	得出初步诊断：黎氏区黏膜糜烂、鼻中隔偏曲、变应性鼻炎、鼻腔异物、鼻腔肿物等	10分		
	告知患者检查后的注意事项，如何时可进食、饮水等	2分		
	收拾和归位物品	3分		
总分		100分		
如严重违反无菌原则（以下任意一项或多项），在总分上扣除50分，请在违反的无菌原则前打钩： □实施表面麻醉前未戴无菌手套　□直接用手接触表面麻醉用棉片　□操作中无菌用物或手套被污染后仍直接使用		是否扣分 □是　□否		
考官签字				

表9-11 赛站四前鼻孔填塞评分标准（100分）

项目	具体内容和评分细则		满分	得分	备注
准备 （10分）	核对患者的姓名、床号、年龄		2分		
	为患者做体格检查，核对患者的操作适应证和侧别		2分		
	核对患者的凝血功能、血常规及血压结果		1分		
	向患者交代操作的必要性、基本过程、可能的不适及配合要点		2分		
	物品准备 （3分）	额镜、无菌碗、前鼻镜、枪状镊、弯盘、棉片、凡士林纱条、1%麻黄素、1%丁卡因、干棉球、胶布、无菌手套	3分		
体位 （4分）	患者坐于检查靠椅上，佩戴额镜的操作者坐于患者对面		4分		
麻醉 （8分）	于无菌碗中分别以1%丁卡因和1%麻黄素浸湿棉片		2分		
	在前鼻镜下，以1%麻黄素棉片收缩操作侧鼻腔黏膜		3分		
	在前鼻镜下，以1%丁卡因棉片麻醉下鼻道、下鼻甲、中鼻道及中鼻甲黏膜2~5分钟，共麻醉2次		3分		
出血点 （3分）	在前鼻镜下探查出血部位，排除需进行电凝止血等其他治疗操作的情况，明确进行前鼻孔填塞的指征		3分		
操作过程 （45分）	让患者端弯盘接于下颌处		3分		
	操作者戴无菌手套		4分		
	以枪状镊将凡士林纱条一端对折约10 cm		10分		
	在前鼻镜下，用枪状镊将纱条折叠端送入患侧鼻腔，使之嵌于鼻腔后上部		5分		
	将对折的纱条分开		3分		
	使纱条短端平贴鼻腔上部，长端平贴鼻腔底部，形成一向外开放的"口袋"		5分		
	将长纱条末端填入"口袋"深处，自上而下、从后向前进行填塞，使纱条紧紧地填满鼻腔		8分		
	剪去前鼻孔多余的纱条		4分		

（续表）

项目	具体内容和评分细则	满分	得分	备注
操作过程 （45分）	用干棉球填入前鼻孔，并用胶布固定	3分		
操作后处理 （20分）	嘱患者张口，检查是否有血液自后鼻孔流入咽部	5分		
	再次检查患者血压和一般情况，提出可能的针对病因的治疗	8分		
	嘱患者保持头高位，适当制动，并告知其拔除纱条的时间	7分		
整体评估 （10分）	操作熟练（根据娴熟程度及完成时间长短评定）	5分		
	体现人文关怀	5分		
总分		100分		
考官签名				

📋 四、模拟试题4

▸ 赛站一

患者男，15岁，因"右耳听力下降4周"就诊，您作为耳鼻咽喉科接诊医师，请对患者进行问诊。

▸ 赛站二

为患者行耳部检查时发现患者右耳道深部有小块植入性异物，请取出耳道异物。

▸ 赛站三

患者鼓膜完整，辅助检查结果见图9-2、图9-3，请为患者做音叉试验检查，并画出患者可能的耳内镜图像。

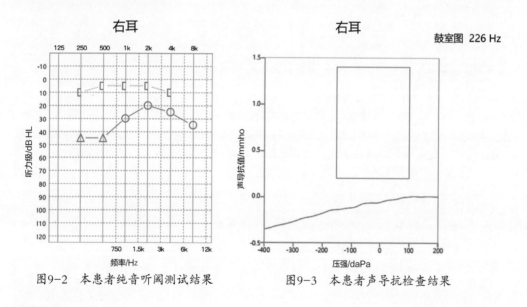

图9-2　本患者纯音听阈测试结果　　　　图9-3　本患者声导抗检查结果

▸ 赛站四

患者药物保守治疗效果不佳，请为患者行鼓膜切开术。

分数汇总表

	赛站一	赛站二	赛站三	赛站四	总分
分数					
完成时间					
考官签名					

【SP参考病史】

▼

　　患者4周前感冒后出现右耳听力下降，伴耳闷及间断耳鸣不适，偶有耳痛，无耳流脓，无头晕及头痛。病程初期患者有鼻塞及流清涕，使用"洗鼻盐水"后鼻部症状好转，耳部症状无改善。

【参考答案】

▼

　　模拟试题4的参考答案见表9-12至表9-15。

表9-12　赛站一问诊评分标准（100分）

项目	具体内容和评分细则		满分	得分	备注
自我介绍（3分）	检查者介绍自己的姓名		1分		
	介绍自己的职业和工作		1分		
	介绍本次医疗活动的目的，取得患者的配合		1分		
一般项目（5分）	姓名、性别（可略）、年龄、职业、民族、婚姻状况、籍贯、出生地、住址、电话、工作单位（每一项0.5分）		5分		
主诉（5分）	主要症状		3分		
	持续时间		2分		
现病史（50分）	起病情况（4分）	起病急缓	2分		
		患病时间	2分		
	病因或诱因（14分）	突发、感冒、受凉、外伤、爆震、潜水后或坐飞机后（每项2分）	14分		

（续表）

项目		具体内容和评分细则	满分	得分	备注
现病史（50分）	主要症状的特点（10分）	进展特点（持续性、逐渐下降或波动性）	5分		
		程度（轻度、中度或重度）	5分		
	病情发展与演变（4分）	加重及其因素	2分		
		减轻及其因素	2分		
	伴随症状（10分）	耳鸣	2分		
		耳闷	2分		
		耳流脓	2分		
		眩晕	2分		
		耳痛、头痛、头晕、鼻塞、流涕、打鼾、张口呼吸等相关症状	2分		
	诊治经过（6分）	接受过的检查及结果	2分		
		诊断	2分		
		使用过的药物（抗生素、激素等）及其剂量、疗程、疗效等	2分		
	病程中的一般情况（2分）	精神、体力状态、饮食、大小便、睡眠、体重变化	2分		
既往史（5分）	既往健康状况（高血压、糖尿病、脑梗死等病史）		1分		
	传染病病史（肝炎、结核病病史）、血吸虫疫水接触史、预防接种史		1分		
	外伤手术史		1分		
	耳毒性药物使用史、长期服药史、药物过敏史		1分		
	输血史		1分		

（续表）

项目	具体内容和评分细则	满分	得分	备注
个人史 （2分）	社会经历	0.5分		
	职业与工作条件	0.5分		
	习惯与嗜好	0.5分		
	冶游性病史	0.5分		
婚姻史、 生育史 （3分）	未婚或已婚、结婚年龄、配偶健康情况	1分		
	生育子女情况	2分		
家族史 （2分）	家族中有无类似患者	1分		
	有无遗传病病史	1分		
下一步处理 （5分）	进行外耳、外耳道及鼓膜等部位的检查	5分		
初步诊断 （5分）	突发性耳聋、分泌性中耳炎、耵聍栓塞等	5分		
问诊技巧 （15分）	提问有条理性	3分		
	无诱导性提问、诘难性提问及连续性提问（有1项扣1分）	3分		
	不用医学名词或术语提问（如果使用术语，必须立即向患者解释）	3分		
	注意聆听，不轻易打断患者讲话	2分		
	谦虚礼貌，尊重患者，对患者有友好的眼神及体谅、鼓励的语言	3分		
	问诊结束时，谢谢患者的合作	1分		
总分		100分		
考官签名				

表9-13 赛站二耳道异物取出评分标准（100分）

项目	具体内容和评分细则		满分	得分	备注
准备（15分）	核对患者的姓名		5分		
	向患者解释耳检查的目的，安抚患者并取得其同意以配合操作		5分		
	物品准备（5分）	口罩、帽子、无菌手套、额镜、耵聍钩	5分		
操作过程（65分）	操作者正确戴好口罩、帽子		5分		
	操作者进行手清洁和手消毒。戴无菌手套		5分		
	体位（15分）	操作者与患者相对而坐，检查用光源置于患者头部左上方，患者受检耳朝向操作者正面，调整额镜的反光焦点投照于患者外耳道	15分		
	操作者单手将耳廓向后、上、外方轻轻牵拉，使外耳道变直，同时用示指将耳屏向前推压，使外耳道口扩大，以便看清外耳道、鼓膜和观察异物嵌顿的位置		15分		
	选用耵聍钩取出异物，将异物出示给患者		10分		
	继续观察耳内情况，检查耳内有无继发性损伤		10分		
	操作完毕，取下额镜，向患者交代注意事项		5分		
操作后处理（10分）	复原所用物品		5分		
	销毁废物、废料并丢弃到正确的位置		5分		
整体评估（10分）	操作熟练（根据娴熟程度及完成时间长短评定）		5分		
	体现人文关怀		5分		
总分			100分		
考官签名					

表 9-14　赛站三音叉检查评分标准（100 分）

项目	具体内容和评分细则		满分	得分	备注
操作前准备（10分）	选择合适的测试环境		2分		
	器械准备（3分）	着装整洁，戴口罩、帽子，准备检查用具（音叉）	3分		
	操作前沟通（3分）	介绍自己及将要进行的检查，交代患者摘除饰物并取正确的坐姿（上身稍前倾，头正，腰直）	3分		
	体位（2分）	检查者坐在患者对面	2分		
音叉检查（80分）	检查方法（10分）	检查者选取C256或C512音叉	2分		
		手持叉柄，用叉臂轻轻敲击另一手的鱼际或肘关节	2分		
		检查气导听力时，将振动的叉臂置于患者外耳道口外1cm处，叉臂上1/3的平面应与外耳道口在同一水平	3分		
		检查骨导听力时，将叉柄末端压置于患者乳突部鼓窦区	3分		
	林纳试验（15分）	先检查健侧后检查患侧	3分		
		先测试骨导听力，当一侧骨导声音结束后，立即测同侧气导听力	8分		
		正确判断结果	4分		
	韦伯试验（15分）	将振动的音叉叉柄末端置于患者前额或头顶正中，让患者比较哪一侧听到的声音较响	10分		
		正确判断结果	5分		

（续表）

项目		具体内容和评分细则	满分	得分	备注
音叉检查（80分）	施瓦巴赫试验（15分）	先检查健侧后检查患侧	3分		
		将振动的音叉叉柄末端交替置于患者和正常人（一般是检查者本人）的乳突部鼓窦区	8分		
		正确判断结果	4分		
	判断结果（10分）	结合辅助检查结果及上述音叉检查结果判断患者听力损失性质（感音神经性聋、传导性聋、混合性聋）	10分		
	盖莱试验（若传导性）（15分）	将振动的音叉叉柄末端置于患者乳突部鼓窦区，用鼓气耳镜交替向外耳道加压和减压，询问患者是否存在声音强弱的变化	15分		
整体评估（2分）		操作熟练（根据娴熟程度及完成时间长短评定）	2分		
绘图（8分）		绘制患者可能的耳内镜图像。例图如下： 	8分		
总分			100分		
考官签名					

表9-15 赛站四鼓膜切开术评分标准（100分）

项目	具体内容和评分细则		满分	得分	备注
准备 （17分）	核对患者的姓名、床号、年龄		2分		
	为患者做体格检查，核对患者的操作适应证和侧别		3分		
	排除禁忌证		3分		
	向患者交代操作的必要性、基本过程、配合要点，签署同意书		4分		
	物品准备 （5分）	耳镜、额镜、干棉签、耳签、无菌棉球、碘伏或75%酒精、1%丁卡因或鼓膜麻醉剂、棉片、鼓膜切开刀、吸引管、相应的治疗药物、无菌手套	5分		
体位 （8分）	患者取坐位，患耳朝向佩戴额镜的操作者（若在耳内镜或显微镜下操作，则取卧位，患耳朝上）		8分		
麻醉 （5分）	将1%丁卡因或鼓膜麻醉剂棉片贴于患侧鼓膜，麻醉5~10分钟；不合作儿童应全身麻醉		5分		
操作过程 （45分）	用碘伏或75%酒精耳签消毒患侧外耳道2遍		5分		
	用干棉签拭干净外耳道		5分		
	戴无菌手套		5分		
	选择大小合适的耳镜，一手的拇指和示指固定耳镜，窥清鼓膜紧张部，另一手施行鼓膜切开的操作		5分		
	明视下，在距离鼓膜边缘2 mm处，用鼓膜切开刀从鼓膜的前下向后下方或反之做弧形切口（3分），或者在前下或后下象限做放射状切口（3分）。对急性化脓性中耳炎的患者，可于鼓膜最膨隆处切开（4分）。（操作过程中需同时口述切开位置和方式）		10分		

（续表）

项目	具体内容和评分细则	满分	得分	备注
操作过程（45分）	鼓膜切开后，即有少许血液、浆液或脓液由切口溢出，用棉签或吸引器清除	10分		
	若为脓液，则送细菌培养和药敏试验	5分		
操作后处理（15分）	根据患者所患疾病，滴入或注入相应的治疗药物（如抗生素、糖皮质激素等）	5分		
	用无菌棉球堵塞外耳道	10分		
整体评估（10分）	操作熟练（根据娴熟程度及完成时间长短评定）	5分		
	体现人文关怀	5分		
总分		100分		
如严重违反无菌原则（以下任意一项或多项），在总分上扣除50分，请在违反的无菌原则前打钩：□切开前未消毒 □切开前未戴无菌手套 □操作中无菌用物或手套被污染后仍直接使用		是否扣分 □是 □否		
考官签名				

（杨　琼　潘宏光　赵志敏　金玉波）

第十章

CHAPTER

10

耳鼻咽喉科评分表

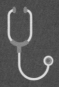

一、问诊评分表

耳鼻咽喉科问诊评分表见表10-1至表10-16。

表10-1　耳痛问诊评分标准（100分）

项目	具体内容和评分细则		满分	得分	备注
自我介绍 （3分）	检查者介绍自己的姓名		1分		
	介绍自己的职业和工作		1分		
	介绍本次医疗活动的目的，取得患者的配合		1分		
一般项目 （5分）	姓名、性别（可略）、年龄、职业、民族、婚姻状况、籍贯、出生地、住址、电话、工作单位（每项0.5分）		5分		
主诉 （5分）	主要症状		3分		
	持续时间		2分		
现病史 （50分）	起病情况 （4分）	起病急缓	2分		
		患病时间	2分		
	病因或诱因 （14分）	感冒、受凉、异物、外伤、爆震、潜水后或坐飞机后（每项2分）	14分		
	主要症状 的特点 （10分）	耳痛侧别（单侧或双侧）	2分		
		性质（刺痛、跳痛、胀痛、隐痛或针刺样痛）	3分		
		程度（轻度、中度或重度）	3分		
		发作规律（间歇性、持续性或反复发作）	2分		
	病情发展 与演变 （4分）	加重及其因素（牵张耳廓、吞咽、张口等）	2分		
		减轻及其因素	2分		
	伴随症状 （10分）	耳流脓	2分		

（续表）

项目		具体内容和评分细则	满分	得分	备注
现病史（50分）	伴随症状（10分）	听力下降	2分		
		耳鸣	2分		
		眩晕	2分		
		发热、乏力、鼻塞、流涕、打鼾、张口呼吸等相关症状	2分		
	诊治经过（6分）	接受过的检查及结果	2分		
		诊断	2分		
		使用过的药物（抗生素、抗组胺药、激素等）及其剂量、疗程、疗效等	2分		
	病程中的一般情况（2分）	精神、体力状态、饮食、大小便、睡眠、体重变化	2分		
既往史（5分）	既往健康状况		1分		
	传染病病史（肝炎、结核病病史）、血吸虫疫水接触史、预防接种史		1分		
	外伤手术史		1分		
	长期服药史、药物过敏史		1分		
	输血史		1分		
个人史（2分）	社会经历		0.5分		
	职业与工作条件		0.5分		
	习惯与嗜好		0.5分		
	冶游性病史		0.5分		
婚姻史（1分）	未婚或已婚、结婚年龄、配偶健康情况		1分		
月经与生育史（2分）	初潮年龄、月经周期、经期天数、末次月经日期，有无痛经和白带（1分）；生育子女情况（1分）（对男性患者只需询问生育史则得满分）		2分		

（续表）

项目	具体内容和评分细则	满分	得分	备注
家族史 （2分）	家族中有无类似患者	1分		
	有无遗传病病史	1分		
下一步处理 （5分）	进行外耳、外耳道及鼓膜等部位的检查	5分		
初步诊断 （5分）	急性外耳道炎、急性中耳炎、外耳道疖、外耳肿瘤、分泌性中耳炎等	5分		
问诊技巧 （15分）	提问有条理性	3分		
	无诱导性提问、诘难性提问及连续性提问（有1项扣1分）	3分		
	不用医学名词或术语提问（如果使用术语，必须立即向患者解释）	3分		
	注意聆听，不轻易打断患者讲话	2分		
	谦虚礼貌，尊重患者，对患者有友好的眼神及体谅、鼓励的语言	3分		
	问诊结束时，谢谢患者的合作	1分		
总分		100分		
考官签名				

表10-2　耳流脓问诊评分标准（100分）

项目	具体内容和评分细则	满分	得分	备注
自我介绍 （3分）	检查者介绍自己的姓名	1分		
	介绍自己的职业和工作	1分		
	介绍本次医疗活动的目的，取得患者的配合	1分		
一般项目 （5分）	姓名、性别（可略）、年龄、职业、民族、婚姻状况、籍贯、出生地、住址、电话、工作单位（每项0.5分）	5分		
主诉 （5分）	主要症状	3分		
	持续时间	2分		

（续表）

项目		具体内容和评分细则	满分	得分	备注
现病史 （50分）	起病情况 （4分）	起病急缓	2分		
		患病时间	2分		
	病因或诱因 （14分）	感冒、受凉、耳进水、游泳、异物、外伤或潜水后（每项2分）	14分		
	主要症状 的特点 （10分）	脓液性质［质地（稀薄或黏稠）、颜色（色白或色黄）、味道（无味或恶臭）］	3分		
		量（少量或大量）	2分		
		是否带血丝	2分		
		流脓程度（轻度、中度或重度）	3分		
	病情发展 与演变 （4分）	加重及其因素	2分		
		减轻及其因素	2分		
	伴随症状 （10分）	耳痛	2分		
		听力下降	2分		
		耳鸣	2分		
		眩晕	2分		
		发热、乏力、全身酸胀、鼻塞、流涕等相关症状	2分		
	诊治经过 （6分）	接受过的检查及结果	2分		
		诊断	2分		
		使用过的药物（抗生素、抗组胺药、激素等）及其剂量、疗程、疗效等	2分		
	病程中的 一般情况 （2分）	精神、体力状态、饮食、大小便、睡眠、体重变化	2分		

（续表）

项目	具体内容和评分细则	满分	得分	备注
既往史 （5分）	既往健康状况	1分		
	传染病病史（肝炎、结核病病史）、血吸虫疫水接触史、预防接种史	1分		
	外伤手术史	1分		
	长期服药史、药物过敏史	1分		
	输血史	1分		
个人史 （2分）	社会经历	0.5分		
	职业与工作条件	0.5分		
	习惯与嗜好	0.5分		
	冶游性病史	0.5分		
婚姻史 （1分）	未婚或已婚、结婚年龄、配偶健康情况	1分		
月经与生育史 （2分）	初潮年龄、月经周期、经期天数、末次月经日期，有无痛经和白带（1分）；生育子女情况（1分）（对男性患者只需询问生育史则得满分）	2分		
家族史 （2分）	家族中有无类似患者	1分		
	有无遗传病病史	1分		
下一步处理 （5分）	进行外耳、外耳道及鼓膜等部位的检查	5分		
初步诊断 （5分）	急性外耳道炎、急（慢）性中耳炎、外耳道异物、外耳肿瘤等	5分		
问诊技巧 （15分）	提问有条理性	3分		
	无诱导性提问、诘难性提问及连续性提问（有1项扣1分）	3分		
	不用医学名词或术语提问（如果使用术语，必须立即向患者解释）	3分		
	注意聆听，不轻易打断患者讲话	2分		

（续表）

项目	具体内容和评分细则	满分	得分	备注
问诊技巧 （15分）	谦虚礼貌，尊重患者，对患者有友好的眼神及体谅、鼓励的语言	3分		
	问诊结束时，谢谢患者的合作	1分		
总分		100分		
考官签名				

表10-3 耳鸣问诊评分标准（100分）

项目	具体内容和评分细则		满分	得分	备注
自我介绍 （3分）	检查者介绍自己的姓名		1分		
	介绍自己的职业和工作		1分		
	介绍本次医疗活动的目的，取得患者的配合		1分		
一般项目 （5分）	姓名、性别（可略）、年龄、职业、民族、婚姻状况、籍贯、出生地、住址、电话、工作单位（每项0.5分）		5分		
主诉 （5分）	主要症状		3分		
	持续时间		2分		
现病史 （50分）	起病情况 （4分）	起病急缓	2分		
		患病时间	2分		
	病因或诱因 （14分）	突发、感冒、受凉、外伤、爆震、潜水后或坐飞机后（每项2分）	14分		
	主要症状的特点 （10分）	耳鸣性质（蝉鸣声、嗡嗡声、嘶嘶声、尖锐声或心脏搏动声）	5分		
		发作规律（间歇性或持续性）	3分		
		程度（安静时有、扰人或让人烦躁）	2分		
	病情发展与演变 （4分）	加重及其因素（牵拉耳廓、张口、吞咽等）	2分		
		减轻及其因素	2分		

（续表）

项目	具体内容和评分细则		满分	得分	备注
现病史 （50分）	伴随症状 （10分）	耳痛	2分		
		听力下降	2分		
		耳流脓	2分		
		眩晕	2分		
		头痛、肩颈痛、上肢麻木、头晕、鼻塞、流涕、打鼾、张口呼吸等相关症状	2分		
	诊治经过 （6分）	接受过的检查及结果	2分		
		诊断	2分		
		使用过的药物（抗生素、抗组胺药、激素等）及其剂量、疗程、疗效等	2分		
	病程中的一般情况 （2分）	精神、体力状态、饮食、大小便、睡眠、体重变化	2分		
既往史 （5分）	既往健康状况（高血压、糖尿病、颈椎病等病史）		1分		
	传染病病史（肝炎、结核病病史）、血吸虫疫水接触史、预防接种史		1分		
	外伤手术史		1分		
	长期服药史、药物过敏史		1分		
	输血史		1分		
个人史 （2分）	社会经历		0.5分		
	职业与工作条件		0.5分		
	习惯与嗜好		0.5分		
	冶游性病史		0.5分		
婚姻史 （1分）	未婚或已婚、结婚年龄、配偶健康情况		1分		

（续表）

项目	具体内容和评分细则	满分	得分	备注
月经与生育史（2分）	初潮年龄、月经周期、经期天数、末次月经日期，有无痛经和白带（1分）；生育子女情况（1分）（对男性患者只需询问生育史则得满分）	2分		
家族史（2分）	家族中有无类似患者	1分		
	有无遗传病病史	1分		
下一步处理（5分）	进行外耳、外耳道及鼓膜等部位的检查	5分		
初步诊断（5分）	急性中耳炎、分泌性中耳炎、神经性耳鸣等	5分		
问诊技巧（15分）	提问有条理性	3分		
	无诱导性提问、诘难性提问及连续性提问（有1项扣1分）	3分		
	不用医学名词或术语提问（如果使用术语，必须立即向患者解释）	3分		
	注意聆听，不轻易打断患者讲话	2分		
	谦虚礼貌，尊重患者，对患者有友好的眼神及体谅、鼓励的语言	3分		
	问诊结束时，谢谢患者的合作	1分		
总分		100分		
考官签名				

表10-4 眩晕问诊评分标准（100分）

项目	具体内容和评分细则	满分	得分	备注
自我介绍（3分）	检查者介绍自己的姓名	1分		
	说明自己的职业和工作	1分		
	介绍本次医疗活动的目的，取得患者的配合	1分		

（续表）

项目	具体内容和评分细则		满分	得分	备注
一般项目 （5分）	姓名、性别（可略）、年龄、职业、民族、婚姻状况、籍贯、出生地、住址、电话号码、工作单位（每项0.5分）		5分		
主诉 （5分）	主要症状		3分		
	持续时间		2分		
现病史 （50分）	起病情况 （4分）	起病急缓	2分		
		患病时间	2分		
	病因或诱因 （4分）	原因不明	1分		
		感冒、受凉	1分		
		外伤、爆震、情绪激动	1分		
		睡眠障碍或长期卧床	1分		
	主要症状 的特点 （6分）	眩晕发病形式（初次发作、反复发作或持续发作）	2分		
		持续时间（数秒钟、数分钟或几个小时）	2分		
		是否与体位（起床、翻身或转头）相关	2分		
	病情发展 与演变 （8分）	加重及其因素	4分		
		减轻及其因素	4分		
	伴随症状 （18分）	听力下降	2分		
		耳鸣	2分		
		耳闷	2分		
		耳流脓	2分		
		视觉变化（视物旋转或视觉先兆）	2分		
		恶心、呕吐	2分		
		头痛、肩颈痛	2分		
		畏光、畏声	2分		
		晕车	2分		

（续表）

项目	具体内容和评分细则		满分	得分	备注
现病史（50分）	诊治经过（7分）	接受过的检查及结果，诊断	3分		
		使用过的药物（抗生素、抗组胺药、激素等）及其剂量、疗程、疗效等	4分		
	病程中的一般情况（3分）	精神、体力状态、饮食、大小便、睡眠、体重变化（每项0.5分）	3分		
既往史（5分）	有无晕车、晕船史，既往健康状况（高血压、糖尿病等病史）		1分		
	传染病病史（肝炎、结核病病史）、血吸虫疫水接触史		1分		
	预防接种史		1分		
	长期服药史、药物过敏史		1分		
	输血史		1分		
个人史（2分）	社会经历		0.5分		
	职业与工作条件		0.5分		
	习惯与嗜好		0.5分		
	冶游性病史		0.5分		
婚姻史（1分）	未婚或已婚、结婚年龄、配偶健康情况		1分		
月经与生育史（2分）	初潮年龄、月经周期、经期天数、末次月经日期，有无痛经和白带（1分）；生育子女情况（1分）（对男性患者只需询问生育史则得满分）		2分		
家族史（2分）	家族中有无类似患者		1分		
	有无遗传病病史		1分		
下一步处理（5分）	查看患者的血常规、生化、CT等检查，如果没有则提出需要完成此类检查		5分		
初步诊断（5分）	眩晕查因：考虑后循环缺血可能性大		5分		

（续表）

项目	具体内容和评分细则	满分	得分	备注
问诊技巧 （15分）	提问有条理性	3分		
	无诱导性提问、诘难性提问及连续性提问（有1项扣1分）	4分		
	不用医学名词或术语提问（如果使用术语，必须立即向患者解释）	2分		
	注意聆听，不轻易打断患者讲话	2分		
	谦虚礼貌，尊重患者，对患者有友好的眼神及体谅、鼓励的语言	2分		
	问诊结束时，谢谢患者的合作	2分		
总分		100分		
考官签名				

表10-5　听力下降问诊评分标准（100分）

项目	具体内容和评分标准		满分	得分	备注
自我介绍 （3分）	检查者介绍自己的姓名		1分		
	说明自己的职业和工作		1分		
	介绍本次医疗活动的目的，取得患者的配合		1分		
一般项目 （5分）	姓名、性别（可略）、年龄、职业、民族、婚姻状况、籍贯、出生地、住址、电话号码、工作单位（每项0.5分）		5分		
主诉 （10分）	主要症状		6分		
	持续时间		4分		
现病史 （45分）	起病情况 （6分）	起病急缓	3分		
		患病时间	3分		
	起病诱因 （3分）	突发、感冒、受凉、外伤、爆震、潜水后、坐飞机后或睡眠障碍	3分		
	主要症状的特点 （10分）	听力下降侧别（单侧或双侧）、发作规律（间歇性或持续性）、程度（大声呼喊可识别或仍识别不清）	10分		

（续表）

项目		具体内容和评分标准		满分	得分	备注
现病史 （45分）	病情发展 与演变 （5分）	加重及其因素		2.5分		
		减轻及其因素		2.5分		
	伴随症状 （10分）	耳痛（性质：胀痛、刺痛、酸痛）		2分		
		耳鸣（性质、侧别、发作规律）		2分		
		耳流脓（流脓性质及与听力下降的 前后关系）		2分		
		眩晕		1分		
		面瘫		1分		
		头痛、头晕、鼻塞、流涕		2分		
	诊治经过 （6分）	接受过的检查及结果		2分		
		诊断		2分		
		使用过的药物（抗生素、抗组胺 药、激素等）及其剂量、疗程、疗 效等；做过的手术及疗效		2分		
	病程中的 一般情况 （5分）	精神、体力状态、饮食、大小便、 睡眠、体重变化		5分		
既往史 （5分）	出生后听力筛查结果			2分		
	既往健康状况（全身及耳部疾病病史）、外伤手 术史			1分		
	传染病病史（肝炎、结核病病史）、血吸虫疫水 接触史			1分		
	长期服药史、药物过敏史、预防接种史、输血史			1分		
个人史 （2分）	社会经历			0.5分		
	职业与工作条件			0.5分		
	习惯与嗜好			0.5分		
	冶游性病史			0.5分		
婚姻史 （1分）	未婚或已婚、结婚年龄、配偶健康情况			1分		

（续表）

项目	具体内容和评分标准	满分	得分	备注
月经与 生育史 （2分）	初潮年龄、月经周期、经期天数、末次月经日期，有无痛经和白带（1分）；生育子女情况（1分）（对男性患者只需询问生育史则得满分）	2分		
家族史 （2分）	家族中有无类似患者	1分		
	有无遗传病病史	1分		
下一步处理 （5分）	查看患者的血常规、生化、颞骨CT、纯音听阈测试、前庭功能等检查，如果没有则提出需要完成此类检查项目	5分		
初步诊断 （5分）	眩晕查因：考虑良性阵发性位置性眩晕、前庭神经炎、前庭性偏头痛等	5分		
问诊技巧 （15分）	提问有条理性	3分		
	无诱导性提问、诘难性提问及连续性提问（有1项扣1分）	3分		
	不用医学名词或术语提问（如果使用术语，必须立即向患者解释）	3分		
	注意聆听，不轻易打断患者讲话	2分		
	谦虚礼貌，尊重患者，对患者有友好的眼神及体谅、鼓励的语言	2分		
	问诊结束时，谢谢患者的合作	2分		
总分		100分		
考官签名				

表10-6 鼻塞问诊评分标准（100分）

项目	具体内容和评分细则	满分	得分	备注
自我介绍 （3分）	检查者介绍自己的姓名	1分		
	介绍自己的职业和工作	1分		
	介绍本次医疗活动的目的，取得患者的配合	1分		

（续表）

项目	具体内容和评分细则		满分	得分	备注
一般项目 （5分）	姓名、性别（可略）、年龄、职业、民族、婚姻状况、籍贯、出生地、住址、电话、工作单位（每项0.5分）		5分		
主诉 （5分）	主要症状		3分		
	持续时间		2分		
现病史 （50分）	起病情况 （4分）	起病急缓	2分		
		患病时间	2分		
	病因或诱因 （6分）	感冒或受凉，小儿应询问是否有异物吸入或塞入（每项2分）	6分		
	主要症状的特点 （10分）	鼻塞侧别（单侧或双侧）	2分		
		发作规律（间歇性或持续性）	2分		
		有无异味或臭味	2分		
		有无涕中带血	2分		
		有无鼻腔干燥	2分		
	病情发展与演变 （6分）	症状变化情况	2分		
		加重因素	2分		
		减轻因素	2分		
	伴随症状 （16分）	流鼻涕（鼻涕性质，流涕侧别、发作规律）	2分		
		阵发性喷嚏（诱因、发作规律）	2分		
		鼻出血（侧别、发作规律、程度）	2分		
		头痛（性质、部位、发作规律、程度）	2分		
		嗅觉减退（侧别、发作规律）	2分		
		头晕、耳闷、发热等相关症状	6分		
	诊治经过 （6分）	接受过的检查及结果	2分		
		诊断	2分		
		使用过的药物（尤其血管收缩剂）及其剂量、疗程、疗效等	2分		

（续表）

项目	具体内容和评分细则		满分	得分	备注
现病史（50分）	病程中的一般情况（2分）	精神、体力状态、饮食、大小便、睡眠、体重变化	2分		
既往史（5分）	既往健康状况		1分		
	传染病病史（肝炎、结核病病史）、血吸虫疫水接触史、预防接种史		1分		
	外伤手术史		1分		
	长期服药史（如是否使用阿司匹林）、药物过敏史		1分		
	输血史		1分		
个人史（2分）	社会经历		0.5分		
	职业与工作条件		0.5分		
	习惯与嗜好		0.5分		
	冶游性病史		0.5分		
婚姻史（1分）	未婚或已婚、结婚年龄、配偶健康情况		1分		
月经与生育史（2分）	初潮年龄、月经周期、经期天数、末次月经日期，有无痛经和白带（1分）；生育子女情况（1分）（对男性患者只需询问生育史则得满分）		2分		
家族史（2分）	家族中有无类似患者		1分		
	有无遗传病病史		1分		
下一步处理（5分）	进行鼻腔、鼻窦检查，重点查看下鼻甲、中鼻道、嗅裂、鼻中隔等部位		5分		
初步诊断（5分）	慢性鼻窦炎、变应性鼻炎、鼻中隔偏曲、鼻腔肿瘤等		5分		
问诊技巧（15分）	提问有条理性		3分		
	无诱导性提问、诘难性提问及连续性提问（有1项扣1分）		3分		
	不用医学名词或术语提问（如果使用术语，必须立即向患者解释）		3分		

（续表）

项目	具体内容和评分细则	满分	得分	备注
问诊技巧 （15分）	注意聆听，不轻易打断患者讲话	2分		
	谦虚礼貌，尊重患者，对患者有友好的眼神及体谅、鼓励的语言	3分		
	问诊结束时，谢谢患者的合作	1分		
总分		100分		
考官签名				

表10-7 鼻漏问诊评分标准（100分）

项目	具体内容和评分细则		满分	得分	备注
自我介绍 （3分）	检查者介绍自己的姓名		1分		
	介绍自己的职业和工作		1分		
	介绍本次医疗活动的目的，取得患者的配合		1分		
一般项目 （5分）	姓名、性别（可略）、年龄、职业、民族、婚姻状况、籍贯、出生地、住址、电话、工作单位（每项0.5分）		5分		
主诉 （5分）	主要症状		3分		
	持续时间		2分		
现病史 （50分）	起病情况 （4分）	起病急缓	2分		
		患病时间	2分		
	病因或诱因 （8分）	感冒或受凉，小儿应询问是否有异物吸入或塞入，是否由外伤导致（每项2分）	8分		
	主要症状 的特点 （12分）	鼻涕性质（黏涕、黏脓涕或清涕）	4分		
		鼻漏侧别（单侧或双侧）	2分		
		发作规律（间歇性或持续性）	2分		
		量（少量或大量）	2分		
		有无异味或臭味，有无涕中带血	2分		

（续表）

项目	具体内容和评分细则		满分	得分	备注
现病史（50分）	病情发展与演变（4分）	加重及其因素	2分		
		减轻及其因素	2分		
	伴随症状（14分）	鼻塞	2分		
		阵发性喷嚏	2分		
		鼻出血	2分		
		头痛	2分		
		嗅觉减退	2分		
		发热、头晕、听力下降等相关症状	4分		
	诊治经过（6分）	接受过的检查及结果	2分		
		诊断	2分		
		使用过的药物及其剂量、疗程、疗效等	2分		
	病程中的一般情况（2分）	精神、体力状态、饮食、大小便、睡眠、体重变化	2分		
既往史（5分）	既往健康状况		1分		
	传染病病史（肝炎、结核病病史）、血吸虫疫水接触史、预防接种史		1分		
	外伤手术史		1分		
	长期服药史、药物过敏史		1分		
	输血史		1分		
个人史（2分）	社会经历		0.5分		
	职业与工作条件		0.5分		
	习惯与嗜好		0.5分		
	冶游性病史		0.5分		
婚姻史（1分）	未婚或已婚、结婚年龄、配偶健康情况		1分		

（续表）

项目	具体内容和评分细则	满分	得分	备注
月经与生育史（2分）	初潮年龄、月经周期、经期天数、末次月经日期，有无痛经和白带（1分）；生育子女情况（1分）（对男性患者只需询问生育史则得满分）	2分		
家族史（2分）	家族中有无类似患者	1分		
	有无遗传病病史	1分		
下一步处理（5分）	进行鼻腔、鼻窦检查，重点查看下鼻甲、中鼻道、嗅裂、鼻中隔等部位	5分		
初步诊断（5分）	慢性鼻窦炎、变应性鼻炎、鼻腔异物等	5分		
问诊技巧（15分）	提问有条理性	3分		
	无诱导性提问、诘难性提问及连续性提问（有1项扣1分）	3分		
	不用医学名词或术语提问（如果使用术语，必须立即向患者解释）	3分		
	注意聆听，不轻易打断患者讲话	2分		
	谦虚礼貌，尊重患者，对患者有友好的眼神及体谅、鼓励的语言	3分		
	问诊结束时，谢谢患者的合作	1分		
总分		100分		
考官签名				

表10-8 喷嚏问诊评分标准（100分）

项目	具体内容和评分细则	满分	得分	备注
自我介绍（3分）	检查者介绍自己的姓名	1分		
	介绍自己的职业和工作	1分		
	介绍本次医疗活动的目的，取得患者的配合	1分		

（续表）

项目	具体内容和评分细则		满分	得分	备注
一般项目（5分）	姓名、性别（可略）、年龄、职业、民族、婚姻状况、籍贯、出生地、住址、电话、工作单位（每项0.5分）		5分		
主诉（5分）	主要症状		3分		
	持续时间		2分		
现病史（50分）	起病情况（4分）	起病急缓	2分		
		患病时间	2分		
	病因或诱因（12分）	开空调，天气变凉，遇灰尘、油漆、油烟或异常气味，进食（每项3分）	12分		
	主要症状的特点（10分）	喷嚏发作时间规律（晨起时、打扫卫生时、季节变化时或地域变化时）	4分		
		发作规律（间歇性或持续性）	2分		
		有无鼻痒	2分		
		有无涕中带血	2分		
	病情发展与演变（4分）	加重及其因素	2分		
		减轻及其因素	2分		
	伴随症状（12分）	鼻塞	2分		
		流涕	2分		
		鼻出血	2分		
		头痛	2分		
		嗅觉减退	2分		
		眼痒、咽喉痒、荨麻疹、吸气困难、吸气费力、发热、全身疼痛等相关症状	2分		
	诊治经过（6分）	接受过的检查及结果	2分		
		诊断	2分		
		使用过的药物（感冒药、抗组胺药、激素等）及其剂量、疗程、疗效等	2分		

（续表）

项目		具体内容和评分细则	满分	得分	备注
现病史（50分）	病程中的一般情况（2分）	精神、体力状态、饮食、大小便、睡眠、体重变化	2分		
既往史（5分）		既往健康状况（哮喘病史、过敏病史）	1分		
		传染病病史（肝炎、结核病病史）、血吸虫疫水接触史、预防接种史	1分		
		外伤手术史	1分		
		长期服药史（是否使用激素）、药物过敏史	1分		
		输血史	1分		
个人史（2分）		社会经历	0.5分		
		职业与工作条件	0.5分		
		习惯与嗜好	0.5分		
		冶游性病史	0.5分		
婚姻史（1分）		未婚或已婚、结婚年龄、配偶健康情况	1分		
月经与生育史（2分）		初潮年龄、月经周期、经期天数、末次月经日期，有无痛经和白带（1分）；生育子女情况（1分）（对男性患者只需询问生育史则得满分）	2分		
家族史（2分）		家族中有无类似患者（哮喘家族史）	1分		
		有无遗传病病史	1分		
下一步处理（5分）		进行鼻腔、鼻窦检查，重点查看下鼻甲、中鼻道、嗅裂、鼻中隔等部位	5分		
初步诊断（5分）		变应性鼻炎、血管运动性鼻炎、慢性鼻窦炎等	5分		
问诊技巧（15分）		提问有条理性	3分		
		无诱导性提问、诘难性提问及连续性提问（有1项扣1分）	3分		
		不用医学名词或术语提问（如果使用术语，必须立即向患者解释）	3分		

（续表）

项目	具体内容和评分细则	满分	得分	备注
问诊技巧 （15分）	注意聆听，不轻易打断患者讲话	2分		
	谦虚礼貌，尊重患者，对患者有友好的眼神及体谅、鼓励的语言	3分		
	问诊结束时，谢谢患者的合作	1分		
总分		100分		
考官签名				

表10-9 鼻源性头痛问诊评分标准（100分）

项目	具体内容及评分细则		满分	得分	备注
自我介绍 （3分）	检查者介绍自己的姓名		1分		
	说明自己的职业和工作		1分		
	介绍本次医疗活动的目的，取得患者的配合		1分		
一般项目 （5分）	姓名、性别（可略）、年龄、职业、民族、婚姻状况、籍贯、出生地、住址、电话、工作单位（每项0.5分）		5分		
主诉 （5分）	主要症状		3分		
	持续时间		2分		
现病史 （50分）	起病情况 （4分）	起病急缓	2分		
		患病时间	2分		
	病因与诱因 （3分）	感染性（感冒或受凉）	1分		
		非感染性（睡眠不足、过度劳累或情绪激动）	2分		
	主要症状 的特点 （6分）	疼痛部位（颞部、枕部等）	2分		
		时间（晨起轻、午后重等）	2分		
		性质（钝痛、刺痛等）	2分		
	病情发展 与演变 （8分）	加重及其因素	2分		
		减轻及其因素	2分		
		对黏膜表面麻醉剂的反应	4分		

（续表）

项目	具体内容及评分细则		满分	得分	备注
现病史 （50分）	伴随症状 （18分）	鼻塞	2分		
		流涕	2分		
		鼻出血	2分		
		眶周疼痛	2分		
		牙痛	2分		
		寒战	2分		
		发热	2分		
		全身疼痛	2分		
		有意义的阴性症状	2分		
	诊治经过 （8分）	接受过的检查及结果，诊断	4分		
		使用过的药物（鼻用血管收缩剂等）及其剂量、疗程、疗效等	4分		
	病程中的一般情况 （3分）	精神、体力状态、饮食、大小便、睡眠、体重变化（每项0.5分）	3分		
既往史 （5分）	既往健康状况		1分		
	传染病病史（肝炎、结核病病史）、血吸虫疫水接触史		1分		
	预防接种史		1分		
	长期服药史、药物过敏史		1分		
	输血史		1分		
个人史 （2分）	社会经历		0.5分		
	职业与工作条件		0.5分		
	习惯与嗜好		0.5分		
	冶游性病史		0.5分		
婚姻史 （1分）	未婚或已婚、结婚年龄、配偶健康情况		1分		
月经与生育史 （2分）	初潮年龄、月经周期、经期天数、末次月经日期，有无痛经和白带（1分）；生育子女情况（1分）（对男性患者只需询问生育史则得满分）		2分		

（续表）

项目	具体内容及评分细则	满分	得分	备注
家族史 （2分）	父母健康情况，家族中有无类似患者	1分		
	有无遗传病病史	1分		
下一步处理 （5分）	进行鼻腔、鼻窦检查，完善副鼻窦CT等检查	5分		
初步诊断 （5分）	急（慢）性鼻窦炎、鼻腔肿瘤、鼻中隔偏曲等	5分		
问诊技巧 （15分）	提问有条理性	3分		
	无诱导性提问、诘难性提问及连续性提问（有1项扣1分）	4分		
	不用医学名词或术语提问（如果使用术语，必须立即向患者解释）	2分		
	注意聆听，不轻易打断患者讲话	2分		
	谦虚礼貌，尊重患者，对患者有友好的眼神及体谅、鼓励的语言	2分		
	问诊结束时，谢谢患者的合作	2分		
总分		100分		
考官签名				

表 10-10　鼻出血问诊评分标准（100 分）

项目	具体内容和评分细则	满分	得分	备注
自我介绍 （3分）	检查者介绍自己的姓名	1分		
	介绍自己的职业和工作	1分		
	介绍本次医疗活动的目的，取得患者的配合	1分		
一般项目 （5分）	姓名、性别（可略）、年龄、职业、民族、婚姻状况、籍贯、出生地、住址、电话、工作单位（每项0.5分）	5分		
主诉 （5分）	主要症状	3分		
	持续时间	2分		

（续表）

项目		具体内容和评分细则	满分	得分	备注
现病史 （48分）	起病情况 （2分）	起病急缓	1分		
		患病时间	1分		
	病因或诱因 （2分）	喝酒或外伤	2分		
	主要症状 的特点 （13分）	鼻出血侧别（单侧或双侧）	2分		
		发作规律（间歇性或持续性）	2分		
		程度（涕中带血，出血量少量或大量）	3分		
		缓解或加重的因素	2分		
		能否自止	2分		
		出血量估计	2分		
	病情发展 与演变 （4分）	自止，压迫或冷敷后可止，不能止血	4分		
	伴随症状 （12分）	流涕（鼻涕性质，流涕侧别、发作规律）	2分		
		鼻塞（侧别、发作规律）	2分		
		嗅觉减退（侧别、发作规律）	2分		
		头痛（性质、部位、发作规律、程度）	2分		
		头晕、耳闷、耳鸣等相关症状	4分		
	诊治经过 （13分）	接受过的检查及结果	2分		
		诊断	2分		
		接受过的处理（鼻腔烧灼、填塞、手术等）	4分		
		若有鼻腔填塞，询问填塞物的数量、止血效果	3分		
		治疗药物及其剂量、疗效等	2分		
	病程中的 一般情况 （2分）	精神、体力状态、饮食、大小便、睡眠、体重变化	2分		

（续表）

项目	具体内容和评分细则	满分	得分	备注
既往史 （7分）	既往健康状况（高血压、糖尿病、血液病、肝病等病史）	2分		
	传染病病史（肝炎、结核病病史）、血吸虫疫水接触史、预防接种史	1分		
	外伤手术史	1分		
	长期服药史（如是否使用阿司匹林）、药物过敏史	2分		
	输血史	1分		
个人史 （2分）	社会经历	0.5分		
	职业与工作条件	0.5分		
	习惯与嗜好	0.5分		
	冶游性病史	0.5分		
婚姻史 （1分）	未婚或已婚、结婚年龄、配偶健康情况	1分		
月经与 生育史 （2分）	初潮年龄、月经周期、经期天数、末次月经日期，有无痛经和白带（1分）；生育子女情况（1分）（对男性患者只需询问生育史则得满分）	2分		
家族史 （2分）	家族中有无类似患者	1分		
	有无遗传病病史	1分		
下一步处理 （5分）	需针对出血程度的不同进行针对性处理：对于小出血（涕中带血或无活动性出血），可进一步查找病因	2分		
	需针对出血程度的不同进行针对性处理：对于大出血（活动性出血或无法压迫止血者），需立即进行止血处理，待病情稳定后再查找病因	3分		
初步诊断 （5分）	鼻中隔偏曲、鼻腔异物、鼻腔肿物等	5分		
问诊技巧 （15分）	提问有条理性	3分		
	无诱导性提问、诘难性提问及连续性提问（有1项扣1分）	3分		

（续表）

项目	具体内容和评分细则		满分	得分	备注
问诊技巧（15分）	不用医学名词或术语提问（如果使用术语，必须立即向患者解释）		3分		
	注意聆听，不轻易打断患者讲话		2分		
	谦虚礼貌，尊重患者，对患者有友好的眼神及体谅、鼓励的语言		3分		
	问诊结束时，谢谢患者的合作		1分		
总分			100分		
考官签名					

表10-11 嗅觉障碍问诊评分标准（100分）

项目	具体内容及评分细则		满分	得分	备注
自我介绍（3分）	检查者介绍自己的姓名		1分		
	说明自己的职业和工作		1分		
	介绍本次医疗活动的目的，取得患者的配合		1分		
一般项目（5分）	姓名、性别（可略）、年龄、职业、民族、婚姻状况、籍贯、出生地、住址、电话、工作单位（每项0.5分）		5分		
主诉（5分）	主要症状		3分		
	持续时间		2分		
现病史（49分）	起病情况（4分）	起病急缓	2分		
		患病时间	2分		
	病因或诱因（6分）	感冒、受凉	2分		
		化学气体损伤	2分		
		颅脑外伤或精神应激反应	2分		
	主要症状的特点（6分）	嗅觉减退或丧失（突发性或渐进性）	2分		
		嗅觉过敏（暂时性或持续性）	2分		
		嗅觉倒错	1分		
		幻嗅	1分		

（续表）

项目		具体内容及评分细则	满分	得分	备注
现病史 （49分）	病情发展 与演变 （6分）	加重及其因素	2分		
		减轻及其因素	2分		
		发作频率增多或减少	2分		
	伴随症状 （18分）	鼻塞（性质、侧别、发作规律，与嗅觉障碍的前后关系）	3分		
		鼻出血（侧别、发作规律、程度）	3分		
		是否处于妊娠期、更年期、月经期	3分		
		有无异物吸入	3分		
		有无上呼吸道感染相关症状	3分		
		有意义的阴性症状	3分		
	诊治经过 （6分）	接受过的检查及结果，诊断	3分		
		使用过的药物及其剂量、疗程、疗效等	3分		
	病程中的 一般情况 （3分）	精神、体力状态、饮食、大小便、睡眠、体重变化（每项0.5分）	3分		
既往史 （5分）		既往健康状况（萎缩性鼻炎、嗅神经炎、化学气体损伤所致疾病、颅内外疾病、精神疾病等病史）	1分		
		传染病病史（肝炎、结核病病史）、血吸虫疫水接触史	1分		
		预防接种史	1分		
		长期服药史、药物过敏史	1分		
		输血史	1分		
个人史 （2分）		社会经历	0.5分		
		职业与工作条件	0.5分		
		习惯与嗜好	0.5分		
		冶游性病史	0.5分		

（续表）

项目	具体内容及评分细则	满分	得分	备注
婚姻史 （1分）	未婚或已婚、结婚年龄、配偶健康情况	1分		
月经与 生育史 （1分）	初潮年龄、月经周期、经期天数、末次月经日期，有无痛经和白带；生育了女情况（对男性患者只需询问生育史则得满分）	1分		
家族史 （4分）	父母健康情况，家族中有无类似患者	2分		
	有无遗传病病史	2分		
下一步处理 （5分）	进行鼻腔、鼻窦检查，重点查看下鼻甲、中鼻道、嗅裂、鼻中隔等部位	5分		
初步诊断 （5分）	慢性鼻窦炎、变应性鼻炎、鼻中隔偏曲、鼻腔肿瘤等	5分		
问诊技巧 （15分）	提问有条理性	3分		
	无诱导性提问、诘难性提问及连续性提问（有1项扣1分）	4分		
	不用医学名词或术语提问（如果使用术语，必须立即向患者解释）	2分		
	注意聆听，不轻易打断患者讲话	2分		
	谦虚礼貌，尊重患者，对患者有友好的眼神及体谅、鼓励的语言	2分		
	问诊结束时，谢谢患者的合作	2分		
总分		100分		
考官签名				

表10-12 咽痛问诊评分标准（100分）

项目	具体内容和评分细则	满分	得分	备注
自我介绍 （3分）	检查者介绍自己的姓名	1分		
	介绍自己的职业和工作	1分		
	介绍本次医疗活动的目的，取得患者的配合	1分		

（续表）

项目	具体内容和评分细则		满分	得分	备注
一般项目 （5分）	姓名、性别（可略）、年龄、职业、民族、婚姻状况、籍贯、出生地、住址、电话、工作单位（每项0.5分）		5分		
主诉 （5分）	主要症状		3分		
	持续时间		2分		
现病史 （50分）	起病情况 （4分）	起病急缓	2分		
		患病时间	2分		
	病因或诱因 （8分）	感冒、受凉、异物或外伤（每项2分）	8分		
	主要症状 的特点 （12分）	咽痛性质（钝痛、胀痛、隐痛、刺痛、电击样痛或烧灼样痛）	6分		
		程度（轻度、中度或重度）	3分		
		发作规律（间歇性、持续性或反复发作）	3分		
	病情发展 与演变 （4分）	加重及其因素	2分		
		减轻及其因素	2分		
	伴随症状 （14分）	声嘶	2分		
		言语不清	2分		
		呼吸困难	2分		
		咽感觉异常	2分		
		咳嗽咳痰、痰中带血	2分		
		吞咽梗阻、饮食呛咳	2分		
		乏力、全身酸胀、鼻塞、流涕、低热、盗汗、食欲下降等相关症状	2分		
	诊治经过 （6分）	接受过的检查及结果	2分		
		诊断	2分		
		使用过的药物（抗生素）及其剂量、疗程、疗效等	2分		

（续表）

项目	具体内容和评分细则		满分	得分	备注
现病史（50分）	病程中的一般情况（2分）	精神、体力状态、饮食、大小便、睡眠、体重变化	2分		
既往史（5分）	既往健康状况（哮喘病史）		1分		
	传染病病史（肝炎、结核病病史）、血吸虫疫水接触史、预防接种史		1分		
	外伤手术史		1分		
	长期服药史、药物过敏史		1分		
	输血史		1分		
个人史（2分）	社会经历		0.5分		
	职业与工作条件		0.5分		
	习惯与嗜好		0.5分		
	冶游性病史		0.5分		
婚姻史（1分）	未婚或已婚、结婚年龄、配偶健康情况		1分		
月经与生育史（2分）	初潮年龄、月经周期、经期天数、末次月经日期，有无痛经和白带（1分）；生育子女情况（1分）（对男性患者只需询问生育史则得满分）		2分		
家族史（2分）	家族中有无类似患者		1分		
	有无遗传病史		1分		
下一步处理（5分）	进行口咽检查、间接喉镜检查，重点查看口咽、喉咽、喉腔等部位		5分		
初步诊断（5分）	急性咽喉炎、慢性咽喉炎、扁桃体炎、急性会厌炎等		5分		
问诊技巧（15分）	提问有条理性		3分		
	无诱导性提问、诘难性提问及连续性提问（有1项扣1分）		3分		
	不用医学名词或术语提问（如果使用术语，必须立即向患者解释）		3分		

（续表）

项目	具体内容和评分细则	满分	得分	备注
问诊技巧 （15分）	注意聆听，不轻易打断患者讲话	2分		
	谦虚礼貌，尊重患者，对患者有友好的眼神及体谅、鼓励的语言	3分		
	问诊结束时，谢谢患者的合作	1分		
总分		100分		
考官签名				

表10-13 吞咽困难问诊评分标准（100分）

项目	具体内容和评分细则		满分	得分	备注
自我介绍 （2分）	检查者介绍自己的姓名，说明自己的职业和工作		1分		
	介绍本次医疗活动的目的，取得患者的配合		1分		
一般项目 （5分）	姓名、性别（可略）、年龄、职业、民族、婚姻状况、籍贯、出生地、住址、电话、工作单位（每项0.5分）		5分		
主诉 （5分）	主要症状		3分		
	持续时间		2分		
现病史 （46分）	起病情况 （4分）	起病急缓	2分		
		患病时间	2分		
	病因与诱因 （6分）	进食特殊食物或异物（如强酸、强碱、瓜子、坚果等），受凉、饮酒、呕吐、食物反流或情绪激动（每项1分）	6分		
	主要症状的特点 （8分）	吞咽困难性质（固体食物不易咽下或液体食物不易咽下）	2分		
		程度（轻度、中度或重度）	2分		
		发作规律（间歇性、持续性或进行性加重）	2分		
		发作时间规律（晨起、白天或夜间）	2分		

（续表）

项目		具体内容和评分细则		满分	得分	备注
现病史（46分）	病情发展与演变（6分）	加重及其因素（3分）或减轻及其因素（3分）		6分		
	伴随症状（7分）	咽痛、声嘶或发音困难、刺激性咳嗽、反酸烧心或胸骨后疼痛、呼吸困难、肌无力。对于婴幼儿，需询问有无腭裂或后鼻孔闭锁等先天性畸形（每项1分）		7分		
	诊治经过（10分）	接受过的检查及结果，诊断		5分		
		使用过的药物及其剂量、疗程、疗效等		5分		
	病程中的一般情况（5分）	精神、体力状态、饮食、大小便、睡眠、体重变化（每项1分）		5分		
既往史（8分）	既往健康状况（1分），有无心脑血管疾病、肝肾疾病、糖尿病及肿瘤等慢性病病史（1分）			2分		
	传染病病史（肝炎、结核病病史）、血吸虫疫水接触史			1分		
	预防接种史			1分		
	外伤手术史			1分		
	输血史			1分		
	长期服药史、药物过敏史			2分		
个人史（4分）	社会经历			1分		
	职业与工作条件			1分		
	习惯与嗜好			1分		
	冶游性病史			1分		
婚姻史（1分）	未婚或已婚、结婚年龄、配偶健康情况			1分		
月经与生育史（2分）	初潮年龄、月经周期、经期天数、末次月经日期，有无痛经和白带（1分）；生育子女情况（1分）（对男性患者只需询问生育史则得满分）			2分		

（续表）

项目	具体内容和评分细则	满分	得分	备注
家族史（2分）	父母健康情况，家族中有无类似患者	1分		
	有无遗传病病史	1分		
下一步处理（5分）	进行口咽、喉咽、喉腔检查，重点查看梨状窝、环后区、杓区等部位	5分		
初步诊断（5分）	急（慢）性咽炎、急（慢）性扁桃体炎、咽喉异物、胃食管反流	5分		
问诊技巧（15分）	提问有条理性	3分		
	无诱导性提问、诘难性提问及连续性提问（有1项扣1分）	4分		
	不用医学名词或术语提问（如果使用术语，必须立即向患者解释）	2分		
	注意聆听，不轻易打断患者讲话	2分		
	谦虚礼貌，尊重患者，对患者有友好的眼神及体谅、鼓励的语言	2分		
	问诊结束时，谢谢患者的合作	2分		
总分		100分		
考官签名				

表10-14 咽感觉异常问诊评分标准（100分）

项目	具体内容和评分细则	满分	得分	备注
自我介绍（2分）	检查者介绍自己的姓名，说明自己的职业和工作	1分		
	介绍本次医疗活动的目的，取得患者的配合	1分		
一般项目（5分）	姓名、性别（可略）、年龄、职业、民族、婚姻状况、籍贯、出生地、住址、电话、工作单位（每项0.5分）	5分		
主诉（5分）	主要症状	3分		
	持续时间	2分		

（续表）

项目		具体内容和评分细则		满分	得分	备注
现病史（46分）	起病情况（4分）	起病急缓		2分		
		患病时间		2分		
	病因或诱因（4分）	进食辛辣刺激食物或其他异物，呃逆、反酸或冷空气刺激（每项1分）		4分		
	主要症状的特点（10分）	咽感觉异常的性质（咽痒、咽干、灼热感或异物感等）		2分		
		程度（轻度、中度或重度）		2分		
		发作规律（间歇性、持续性或进行性加重）		2分		
		与体位的关系（平躺时咽感觉异常）		2分		
		与进食的关系（进食时加重或进食时缓解）		2分		
	病情发展与演变（6分）	加重及其因素		3分		
		减轻及其因素		3分		
	伴随症状（7分）	咽喉疼痛、咳嗽咳痰、痰中带血、吞咽梗阻、饮食呛咳、呼吸困难、全身不适（发热、乏力、全身酸胀）等相关症状（每项1分）		7分		
	诊治经过（10分）	接受过的检查及结果，诊断		5分		
		使用过的药物（抗生素）及其剂量、疗程、疗效		5分		
	病程中的一般情况（5分）	精神、体力状态、饮食、大小便、睡眠、体重变化（每项1分）		5分		
既往史（8分）	既往健康状况（1分），有无哮喘、精神疾病、心脑血管疾病、肝肾疾病、糖尿病及肿瘤等慢性病病史（1分）			2分		

（续表）

项目	具体内容和评分细则	满分	得分	备注
既往史 （8分）	传染病病史（肝炎、结核病病史）、血吸虫疫水接触史	1分		
	预防接种史	1分		
	外伤手术史	1分		
	输血史	1分		
	长期服药史、药物过敏史	2分		
个人史 （4分）	社会经历	1分		
	职业与工作条件	1分		
	习惯与嗜好	1分		
	冶游性病史	1分		
婚姻史 （1分）	未婚或已婚、结婚年龄、配偶健康情况	1分		
月经与 生育史 （2分）	初潮年龄、月经周期、经期天数、末次月经日期，有无痛经和白带（1分）；生育子女情况（1分）（对男性患者只需询问生育史则得满分）	2分		
家族史 （2分）	父母健康情况，家族中有无类似患者	1分		
	有无遗传病病史	1分		
下一步处理 （5分）	进行鼻咽、口咽、喉咽检查，重点查看咽后壁、舌根、杓区等部位	5分		
初步诊断 （5分）	慢性咽炎、慢性扁桃体炎、胃食管反流等	5分		
问诊技巧 （15分）	提问有条理性	3分		
	无诱导性提问、诘难性提问及连续性提问（有1项扣1分）	4分		
	不用医学名词或术语提问（如果使用术语，必须立即向患者解释）	2分		
	注意聆听，不轻易打断患者讲话	2分		

（续表）

项目	具体内容和评分细则	满分	得分	备注
问诊技巧 （15分）	谦虚礼貌，尊重患者，对患者有友好的眼神及体谅、鼓励的语言	2分		
	问诊结束时，谢谢患者的合作	2分		
总分		100分		
考官签名				

表 10-15　声嘶问诊评分标准（100分）

项目	具体内容和评分细则		满分	得分	备注
自我介绍 （3分）	检查者介绍自己的姓名		1分		
	介绍自己的职业和工作		1分		
	介绍本次医疗活动的目的，取得患者的配合		1分		
一般项目 （5分）	姓名、性别（可略）、年龄、职业、民族、婚姻状况、籍贯、出生地、住址、电话、工作单位（每项0.5分）		5分		
主诉 （5分）	主要症状		3分		
	持续时间		2分		
现病史 （50分）	起病情况 （4分）	起病急缓	2分		
		患病时间	2分		
	病因或诱因 （6分）	说话过度、唱歌或咳嗽（每项2分）	6分		
	主要症状的特点 （13分）	声嘶性质（沙、哑、嘶或失声）	3分		
		程度（轻度、中度或重度）	3分		
		发作规律（间歇性、持续性或进行性加重）	3分		
		是否有说话不清	2分		
		是否有痰中带血	2分		
	病情发展与演变 （7分）	加重及其因素	3.5分		
		减轻及其因素	3.5分		

（续表）

项目		具体内容和评分细则	满分	得分	备注
现病史 （50分）	伴随症状 （12分）	咽喉疼痛	2分		
		咽感觉异常	2分		
		咳嗽咳痰、痰中带血	2分		
		吞咽梗阻、饮食呛咳	2分		
		呼吸困难	2分		
		乏力、全身酸胀、鼻塞、流涕、低热、盗汗、食欲下降等相关症状	2分		
	诊治经过 （6分）	接受过的检查及结果	2分		
		诊断	2分		
		使用过的药物（抗生素）及其剂量、疗程、疗效等	2分		
	病程中的 一般情况 （2分）	精神、体力状态、饮食、大小便、睡眠、体重变化	2分		
既往史 （5分）		既往健康状况（哮喘病史）	1分		
		传染病病史（肝炎、结核病病史）、血吸虫疫水接触史、预防接种史	1分		
		外伤手术史	1分		
		长期服药史、药物过敏史	1分		
		输血史	1分		
个人史 （2分）		社会经历	0.5分		
		职业与工作条件	0.5分		
		习惯与嗜好	0.5分		
		冶游性病史	0.5分		
婚姻史 （1分）		未婚或已婚、结婚年龄、配偶健康情况	1分		

（续表）

项目	具体内容和评分细则	满分	得分	备注
月经与生育史（2分）	初潮年龄、月经周期、经期天数、末次月经日期，有无痛经和白带（1分）；生育子女情况（1分）（对男性患者只需询问生育史则得满分）	2分		
家族史（2分）	家族中有无类似患者	1分		
	有无遗传病病史	1分		
下一步处理（5分）	进行咽喉部的检查（包括间接喉镜或纤维喉镜检查），重点查看咽腔、喉腔的情况	5分		
初步诊断（5分）	急性喉炎、慢性喉炎，声带病变等	5分		
问诊技巧（15分）	提问有条理性	3分		
	无诱导性提问、诘难性提问及连续性提问（有1项扣1分）	3分		
	不用医学名词或术语提问（如果使用术语，必须立即向患者解释）	3分		
	注意聆听，不轻易打断患者讲话	2分		
	谦虚礼貌，尊重患者，对患者有友好的眼神及体谅、鼓励的语言	3分		
	问诊结束时，谢谢患者的合作	1分		
总分		100分		
考官签名				

表 10-16　呼吸困难问诊评分标准（100分）

项目	具体内容和评分细则	满分	得分	备注
自我介绍（3分）	检查者介绍自己的姓名	1分		
	介绍自己的职业和工作	1分		
	介绍本次医疗活动的目的，取得患者的配合	1分		

（续表）

项目	具体内容和评分细则		满分	得分	备注
一般项目 （5分）	姓名、性别（可略）、年龄、职业、民族、婚姻状况、籍贯、出生地、住址、电话、工作单位（每项0.5分）		5分		
主诉 （5分）	主要症状		3分		
	持续时间		2分		
现病史 （50分）	起病情况 （4分）	起病急缓	2分		
		患病时间	2分		
	病因或诱因 （8分）	感冒、受凉、异物或外伤（每项2分）	8分		
	主要症状 的特点 （16分）	呼吸困难性质（吸气性、呼气性或混合性）	6分		
		程度（轻度、中度或重度）	6分		
		发作规律（间歇性、持续性或反复发作）	2分		
		发作时的全身状态（有无三凹征、发绀、咯血、意识障碍等）	2分		
	病情发展 与演变 （4分）	加重及其因素	2分		
		减轻及其因素	2分		
	伴随症状 （10分）	咽喉疼痛	2分		
		声嘶	2分		
		咳嗽咳痰、痰中带血	2分		
		吞咽梗阻、饮食呛咳	2分		
		发热、乏力、全身酸胀、坐卧不安、心悸等相关症状	2分		
	诊治经过 （6分）	接受过的检查及结果	2分		
		诊断	2分		
		使用过的药物及其剂量、疗程、疗效等	2分		

（续表）

项目	具体内容和评分细则		满分	得分	备注
现病史 （50分）	病程中的 一般情况 （2分）	精神、体力状态、饮食、大小便、睡眠、体重变化	2分		
既往史 （5分）	既往健康状况（哮喘病史、异物吸入史）		1分		
	传染病病史（肝炎、结核病病史）、血吸虫疫水接触史、预防接种史		1分		
	外伤手术史		1分		
	长期服药史、药物过敏史		1分		
	输血史		1分		
个人史 （2分）	社会经历		0.5分		
	职业与工作条件		0.5分		
	习惯与嗜好		0.5分		
	冶游性病史		0.5分		
婚姻史 （1分）	未婚或已婚、结婚年龄、配偶健康情况		1分		
月经与 生育史 （2分）	初潮年龄、月经周期、经期天数、末次月经日期，有无痛经和白带（1分）；生育子女情况（1分）（对男性患者只需询问生育史则得满分）		2分		
家族史 （2分）	家族中有无类似患者（哮喘患者）		1分		
	有无遗传病史		1分		
下一步处理 （5分）	按照呼吸困难的不同程度进行相应的检查和处理		5分		
初步诊断 （5分）	鼻腔肿物、急性会厌炎、声带肿物、气道异物等		5分		
问诊技巧 （15分）	提问有条理性		3分		
	无诱导性提问、诘难性提问及连续性提问（有1项扣1分）		3分		
	不用医学名词或术语提问（如果使用术语，必须立即向患者解释）		3分		

（续表）

项目		具体内容和评分细则	满分	得分	备注
问诊技巧 （15分）		注意聆听，不轻易打断患者讲话	2分		
		谦虚礼貌，尊重患者，对患者有友好的眼神及体 谅、鼓励的语言	3分		
		问诊结束时，谢谢患者的合作	1分		
总分			100分		
考官签名					

二、体格检查评分表

耳鼻咽喉科体格检查评分表见表10-17至表10-20。

表10-17　耳部检查评分标准（100分）

项目		具体内容和评分细则	满分	得分	备注
操作前 准备 （6分）	器械准备 （2分）	着装整洁，戴口罩、帽子，洗手， 准备检查用具（额镜、音叉）	2分		
	沟通 （3分）	介绍自己及将要进行的检查，交代 患者取正确的坐姿（上身稍前倾， 头正，腰直）	3分		
	检查者 （1分）	坐在患者对面	1分		
额镜的佩 戴及对光 （19分）	佩戴额镜 （4分）	调节关节松紧度至镜面能灵活转动 而又不松脱	2分		
		调节头带的长度以适合检查者头部	2分		
	对光 （15分）	光源置于患者耳后上方约15 cm处	3分		
		检查者面对患者，距离患者25～40 cm	3分		
		保持瞳孔、镜孔、反光焦点和检查 部位在一条直线上	3分		

（续表）

项目		具体内容和评分细则	满分	得分	备注
额镜的佩戴及对光（19分）	对光（15分）	保持姿势端正，不可弯腰、扭颈以迁就光源	3分		
		单目视线向正前方通过镜孔观察检查部位，但另一眼不闭	3分		
外耳检查（8分）	检查方法（2分）	患者受检耳朝向检查者正面，检查者相对而坐	1分		
		先检查健侧后检查患侧	1分		
	检查内容（6分）	观察耳廓的大小、位置，检查耳廓有无畸形、红肿及两侧是否对称	2分		
		检查乳突部及耳周皮肤有无肿胀、触痛和压痛	2分		
		检查耳周围淋巴结（包括耳前、耳后、耳下淋巴结）有无肿大、压痛	2分		
外耳道及鼓膜检查（25分）	检查方法（6分）	患者受检耳朝向检查者正面，检查者相对而坐	1分		
		先检查健侧后检查患侧	4分		
		调节额镜，使额镜的反光焦点投照于患者外耳道口	1分		
	检查内容（徒手检查或用耳镜检查均可）（19分）	牵拉耳廓，检查是否有牵拉痛	2分		
		检查外耳道是否有充血、红肿、结痂、疖肿或者触痛	2分		
		检查外耳道是否有耵聍、异物、分泌物等	2分		
		如有分泌物，描述其性状（2分），并冲洗干净（1分）	3分		
		检查鼓膜结构是否完整，光锥是否存在，鼓膜色泽如何，是否有充血，是否有内陷，是否有萎缩斑或钙化斑（每项1分）	6分		

（续表）

项目	具体内容和评分细则		满分	得分	备注
外耳道及鼓膜检查（25分）	检查内容（徒手检查或用耳镜检查均可）（19分）	鼓膜有穿孔时，应检查穿孔部位、大小，检查听骨链、鼓室内情况（每项1分）	4分		
音叉检查（38分）	检查方法（8分）	检查者选取C256或C512音叉	2分		
		手持叉柄，用叉臂轻轻敲击另一手的鱼际或肘关节	2分		
		检查气导听力时，将振动的叉臂置于患者外耳道口外1 cm处，叉臂上1/3的平面应与外耳道口在同一水平	2分		
		检查骨导听力时，将叉柄末端压置于患者乳突部鼓窦区	2分		
	林纳试验（8分）	先检查健侧后检查患侧	1分		
		先测试骨导听力，当一侧骨导声音结束后，立即测同侧气导听力	5分		
		正确判断结果	2分		
	韦伯试验（7分）	将振动的音叉叉柄末端置于患者前额或头顶正中，让患者比较哪一侧听到的声音较响	5分		
		正确判断结果	2分		
	施瓦巴赫试验（8分）	先检查健侧后检查患侧	1分		
		将振动的音叉叉柄末端交替置于患者和正常人（一般是检查者本人）的乳突部鼓窦区	5分		
		正确判断结果	2分		
	判断结果（2分）	听力损失性质（感音神经性聋、传导性聋、混合性聋）	2分		

（续表）

项目		具体内容和评分细则	满分	得分	备注
音叉检查（38分）	盖莱试验（若传导性）（5分）	将振动的音叉叉柄末端置于患者乳突部鼓窦区，用鼓气耳镜交替向外耳道加压和减压，询问患者是否存在声音强弱的变化	5分		
整体评估（4分）	操作熟练（根据娴熟程度及完成时间长短评定）		4分		
总分			100分		
考官签名					

表10-18 鼻部检查评分标准（100分）

项目		具体内容和评分细则	满分	得分	备注
操作前准备（8分）	器械准备（2分）	着装整洁，戴口罩、帽子，洗手，准备检查用具（额镜、前鼻镜、后鼻镜、压舌板）	2分		
	沟通（4分）	介绍自己及将要进行的检查，交代患者取正确的坐姿（上身稍前倾，头正，腰直）	4分		
	检查者（2分）	坐在患者对面	2分		
额镜的佩戴及对光（19分）	佩戴额镜（4分）	调节关节松紧度至镜面能灵活转动而又不松脱	2分		
		调节头带的长度以适合检查者头部	2分		
	对光（15分）	光源置于患者耳后上方约15 cm处	3分		
		检查者面对患者，距离患者25～40 cm	3分		
		保持瞳孔、镜孔、反光焦点和检查部位在一条直线上	3分		
		保持姿势端正，不可弯腰、扭颈以迁就光源	3分		
		单目视线向正前方通过镜孔观察检查部位，但另一眼不闭	3分		

（续表）

项目		具体内容和评分细则	满分	得分	备注
外鼻检查 （12分）	视诊 （3分）	观察外鼻有无畸形，鼻梁有无偏曲、塌陷（1分），前鼻孔有无狭窄（1分），皮肤色泽有无异常（1分）等	3分		
	触诊 （3分）	以拇指和示指检查外鼻有无触痛（1分），鼻骨有无塌陷、移位（1分），有无骨摩擦感（1分）	3分		
	听诊 （3分）	检查有无闭塞性或开放性鼻音	3分		
	闻诊 （3分）	检查鼻分泌物性质及有无特殊臭味	3分		
鼻腔 检查 （45分）	鼻前庭检查 （3分）	以拇指抬起鼻尖，观察皮肤有无红肿、溃疡、疖肿、肿块，检查鼻毛有无脱落	3分		
	前鼻镜检查 （20分）	以拇指及示指捏住前鼻镜关节，一柄置于掌心，另外三指握于另一柄上，先将前鼻镜两叶合拢，置入患者鼻前庭后再打开	4分		
		第一种体位头稍低，观察鼻腔底部、下鼻甲、下鼻道及鼻中隔前下部（观察鼻黏膜颜色，有无肿胀、萎缩等，各鼻道和嗅裂的宽窄，新生物及分泌物情况，鼻中隔有无偏曲）	4分		
		第二种体位头后仰30°，检查鼻中隔中段、中鼻甲、中鼻道和嗅裂中后部（检查内容同上）	4分		
		第三种体位头后仰60°，查看鼻中隔上部、中鼻甲前端、鼻丘、嗅裂与中鼻道前部（检查内容同上）	4分		
		前鼻镜不宜置入过深，3种体位检查完毕后取出前鼻镜，取出时不可完全闭紧两叶	4分		
	后鼻镜检查 （22分）	嘱患者坐直，自然张口，用鼻呼吸	2分		

（续表）

项目		具体内容和评分细则	满分	得分	备注
鼻腔检查（45分）	后鼻镜检查（22分）	选用大小合适的后鼻镜	2分		
		烘烤镜背，并于手背试温	2分		
		以压舌板压于患者舌前2/3，将后鼻镜送到软腭与咽后壁之间	1分		
		镜面向上向前时，观察软腭的背面、鼻中隔后缘、后鼻孔、各鼻道及鼻甲的后段（注意上述部位黏膜有无充血、粗糙、出血、溃疡、新生物）	5分		
		镜面向左右旋转，观察咽鼓管咽口及其周围结构（检查内容同上）	5分		
		镜面朝上，观察鼻咽顶部及腺样体（检查内容同上）	5分		
鼻窦检查（12分）	鼻窦表面检查（4分）	观察面颊部、内眦及眉根有无红肿、隆起，检查面颊、眼内上角处有无压痛，额窦前壁有无叩痛	4分		
	前、后鼻镜检查（8分）	观察中鼻道、嗅裂处是否有分泌物	4分		
		注意各鼻道是否有息肉或新生物，观察新生物的大小、质地、色泽	4分		
整体评估（4分）	操作熟练（根据娴熟程度及完成时间长短评定）		4分		
总分			100分		
考官签名					

表 10-19　口与咽喉部检查评分标准（100分）

项目		具体内容和评分细则	满分	得分	备注
操作前准备（6分）	器械准备（2分）	着装整洁，戴口罩、帽子，洗手，准备检查用具（额镜、压舌板、后鼻镜、间接喉镜）	2分		

（续表）

项目		具体内容和评分细则	满分	得分	备注
操作前准备（6分）	沟通（3分）	介绍自己及将要进行的检查，交代患者取正确的坐姿（上身稍前倾，头正，腰直）	3分		
	检查者（1分）	坐在患者对面	1分		
额镜的佩戴及对光（19分）	佩戴额镜（4分）	调节关节松紧度至镜面能灵活转动而又不松脱	2分		
		调节头带的长度以适合检查者头部	2分		
	对光（15分）	光源置于患者耳后上方约15 cm处	3分		
		检查者面对患者，距离患者25~40 cm	3分		
		保持瞳孔、镜孔、反光焦点和检查部位在一条直线上	3分		
		保持姿势端正，不可弯腰、扭颈以迁就光源	3分		
		单目视线向正前方通过镜孔观察检查部位，但另一眼不闭	3分		
口唇及口腔检查（10分）		将光线照于患者唇部，观察口唇	2分		
		嘱患者张口，以压舌板拨开颊部及牙齿间隙	2分		
		观察牙齿、牙龈、颊部及腮腺开口	2分		
		嘱患者继续张口，以压舌板压舌，观察硬腭、舌体	2分		
		嘱患者抬起舌尖，观察口底及涎腺开口是否有肿胀、溃疡等	2分		
口咽检查（14分）	检查方法（3分）	以压舌板将舌前2/3轻轻压下，见口咽部	2分		
		嘱患者发"啊"音	1分		
	检查内容（11分）	观察悬雍垂、软腭、腭舌弓、腭咽弓、咽后壁、咽侧壁（描述上述部位黏膜有无充血、溃疡、新生物，有无异常隆起，以排除脓肿或肿瘤）（每部位1分）	6分		

（续表）

项目		具体内容和评分细则	满分	得分	备注
口咽检查（14分）	检查内容（11分）	观察扁桃体大小及形状（肿大者需分Ⅰ度、Ⅱ度、Ⅲ度）（3分），有无脓点、角化物或渗出物（2分）	5分		
鼻咽检查（20分）	检查方法（6分）	嘱患者坐直，自然张口，用鼻呼吸	2分		
		选用大小合适的后鼻镜	1分		
		烘烤镜背，并于手背试温	2分		
		以压舌板压于患者舌前2/3，将后鼻镜送到软腭与咽后壁之间	1分		
	检查内容（14分）	镜面向上向前时，观察软腭背面、鼻中隔后缘、后鼻孔、各鼻道及鼻甲的后段（描述上述部分黏膜有无充血、粗糙、出血、溃疡、新生物）（每部位1分）	5分		
		镜面向左右旋转，观察咽鼓管咽口及其周围结构（检查内容同上）	5分		
		镜面朝上，观察鼻咽顶部及腺样体（检查内容同上）	4分		
喉咽及喉部检查（27分）	检查方法（7分）	选用间接喉镜	1分		
		右手执笔姿势持镜，烘烤镜背，并于手背试温	2分		
		嘱患者张口伸舌，左手以纱布包裹患者舌前部，左手拇指、中指挟持舌前部并向前牵拉	2分		
		经左侧口角将间接喉镜送入口咽，镜面朝前下，镜背将悬雍垂和软腭推向后上方	2分		
	检查内容（20分）	观察舌根、会厌谷、喉咽后壁、喉咽侧壁、会厌舌面、会厌游离缘、舌会厌侧壁、杓状软骨及两侧梨状窝（每部位1分）	9分		

（续表）

项目	具体内容和评分细则		满分	得分	备注
喉咽及喉部检查（27分）	检查内容（20分）	注意以上部位有无充血、溃疡、增生，有无新生物，有无异物（每项1分）	3分		
		嘱患者发"咿"音，使会厌向前上抬起	1分		
		观察会厌喉面、杓会厌襞、杓间区、室带和声带（每部位1分）	5分		
		注意声带、杓状软骨及杓会厌襞活动情况	2分		
整体评估（4分）	操作熟练（根据娴熟程度及完成时间长短评定）		4分		
总分			100分		
考官签名					

表10-20　头颈部浅表淋巴结触诊检查评分标准（100分）

项目	具体内容和评分细则	满分	得分	备注
准备（10分）	告知患者取坐位（或仰卧位），检查者站在其对面（仰卧位时在其右侧）。在检查过程中应随时告知患者头部姿势以利于触摸淋巴结（嘱患者低头或将头偏向检查侧）（检查者站位正确，告知患者所取体位正确则满分）	10分		
操作流程（60分）	检查者示指、中指、环指三指并拢，指腹紧贴检查部位，由浅及深进行滑动触诊，检查顺序为耳前、耳后、枕后、颌下、颏下、颈前三角、颈后三角、锁骨上（检查手法正确，顺序规范，无遗漏检查部位则满分，仅检查一侧扣20分）	40分		
	报告检查结果：未触及肿大淋巴结（若触及肿大淋巴结，应检查淋巴结的部位、大小、数量、质地、活动度及有无触痛等）（报告检查结果正确则满分）	20分		

（续表）

项目	具体内容和评分细则		满分	得分	备注
职业素质 （10分）	体格检查前，告知患者如何配合查体，且态度和蔼，动作轻柔，体现关爱意识；体检结束时，告知患者并有关爱的动作，如帮助患者盖被子或整理上衣等		5分		
	着装整洁，举止大方，语言文明，体检认真、细致，表现出医师应有的良好素质		5分		
回答问题 （20分）	头颈部局部淋巴结肿大的原因有哪些？ 答：淋巴结炎、淋巴结结核、淋巴瘤和恶性肿瘤淋巴结转移等		20分		
总分			100分		
考官签名					

三、操作评分表

耳鼻咽喉科操作评分表见表10-21至表10-31。

表10-21　耳道异物取出评分标准（100分）

项目	具体内容和评分细则		满分	得分	备注
准备 （15分）	核对患者的姓名		5分		
	向患者解释耳检查的目的，安抚患者并取得其同意以配合操作		5分		
	物品准备 （5分）	口罩、帽子、无菌手套、额镜、盯聍钩	5分		
操作过程 （65分）	操作者正确戴好口罩、帽子		5分		
	操作者进行手清洁和手消毒。戴无菌手套		5分		
	体位 （15分）	操作者与患者相对而坐，检查用光源置于患者头部左上方，患者受检耳朝向操作者正面，调整额镜的反光焦点投照于患者外耳道	15分		

（续表）

项目	具体内容和评分细则	满分	得分	备注
操作过程（65分）	操作者单手将耳廓向后、上、外方轻轻牵拉，使外耳道变直，同时用示指将耳屏向前推压，使外耳道口扩大，以便看清外耳道、鼓膜和观察异物嵌顿的位置	15分		
	选用耵聍钩取出异物，将异物出示给患者	10分		
	继续观察耳内情况，检查耳内有无继发性损伤	10分		
	操作完毕，取下额镜，向患者交代注意事项	5分		
操作后处理（10分）	复原所用物品	5分		
	销毁废物、废料并丢弃到正确的位置	5分		
整体评估（10分）	操作熟练（根据娴熟程度及完成时间长短评定）	5分		
	体现人文关怀	5分		
总分		100分		
考官签名				

表10-22　鼓膜切开术评分标准（100分）

项目	具体内容和评分细则		满分	得分	备注
准备（17分）	核对患者的姓名、床号、年龄		2分		
	为患者做体格检查，核对患者的操作适应证和侧别		3分		
	排除禁忌证		3分		
	向患者交代操作的必要性、基本过程、配合要点，签署同意书		4分		
	物品准备（5分）	耳镜、额镜、干棉签、耳签、无菌棉球、碘伏或75%酒精、1%丁卡因或鼓膜麻醉剂、棉片、鼓膜切开刀、吸引器、相应的治疗药物、无菌手套	5分		

（续表）

项目	具体内容和评分细则	满分	得分	备注
体位 （8分）	患者取坐位，患耳朝向佩戴额镜的操作者（若在耳内镜或显微镜下操作，则取卧位，患耳朝上）	8分		
麻醉 （5分）	将1%丁卡因或鼓膜麻醉剂棉片贴于患侧鼓膜，麻醉5~10分钟；不合作儿童应全身麻醉	5分		
操作 过程 （45分）	用碘伏或75%酒精耳签消毒患侧外耳道2遍	5分		
	用干棉签拭干净外耳道	5分		
	戴无菌手套	5分		
	选择大小合适的耳镜，一手的拇指和示指固定耳镜，窥清鼓膜紧张部，另一手施行鼓膜切开的操作	5分		
	明视下，在距离鼓膜边缘2 mm处，用鼓膜切开刀从鼓膜的前下向后下方或反之做弧形切口（3分），或者在前下或后下象限做放射状切口（3分）。对急性化脓性中耳炎的患者，可于鼓膜最膨隆处切开（4分）。（操作过程需同时口述切开位置和方式）	10分		
	鼓膜切开后，即有少许血液、浆液或脓液由切口溢出，用棉签或吸引器清除	10分		
	若为脓液，则送细菌培养和药敏试验。	5分		
操作后 处理 （15分）	根据患者所患疾病，滴入或注入相应的治疗药物（如抗生素、糖皮质激素等）	5分		
	用无菌棉球堵塞外耳道	10分		
整体 评估 （10分）	操作熟练（根据娴熟程度及完成时间长短评定）	5分		
	遵循无菌观念	2分		
	体现人文关怀	3分		
总分		100分		

（续表）

项目	具体内容和评分细则	满分	得分	备注
如严重违反无菌原则（以下任意一项或多项），在总分上扣除50分，请在违反的无菌原则前打钩： □切开前未消毒　□切开前未戴无菌手套　□操作中无菌用物或手套被污染后仍直接使用		是否扣分 □是　□否		
考官签名				

表10-23　鼓膜穿刺术评分标准（100分）

项目	具体内容和评分细则		满分	得分	备注
准备 （15分）	核对患者的姓名、床号、年龄		2分		
	为患者做体格检查，核对患者的操作适应证和侧别		5分		
	向患者交代操作的必要性、基本过程、配合要点，签署同意书		4分		
	物品准备 （4分）	7号长穿刺针、1 mL注射器、耳镜、干棉签、耳签、额镜、1%丁卡因或鼓膜麻醉剂、棉片、碘伏或75%酒精、相应的治疗药物、无菌手套、波氏球	4分		
体位 （5分）	患者坐于检查靠椅上，佩戴额镜的操作者坐于患者对面		5分		
麻醉 （5分）	将1%丁卡因或鼓膜麻醉剂棉片贴于患侧鼓膜，麻醉5~10分钟		5分		
操作过程 （50分）	用碘伏或75%酒精耳签消毒患侧外耳道2遍		5分		
	用干棉签拭干净外耳道		2分		
	戴无菌手套		5分		
	将1 mL注射器接于7号长穿刺针上，检查穿刺针是否通畅		5分		
	一手持耳镜并充分暴露鼓膜		3分		

（续表）

项目	具体内容和评分细则	满分	得分	备注
操作过程 （50分）	口述穿刺点位置（鼓膜前下方或后下方，不可超过后上象限和后下象限的交界处）	10分		
	另一手以穿刺针于穿刺点轻轻刺入鼓室（针头与鼓膜垂直），口述有落空感即停止	10分		
	固定注射器及穿刺针	2分		
	抽吸积液，并询问患者感受，如是否有好转等	3分		
	抽吸结束，记录液体的量、颜色，还可注入相应的治疗药物（如糖皮质激素等）于鼓室内（题干不要求可不做）	5分		
操作后处理 （15分）	取出穿刺针后，可用波氏球行咽鼓管吹张术，以将鼓室内残留的液体吹出。用耳签将外耳道内液体拭净	5分		
	嘱患者于鼻腔内使用减充血剂，并行咽鼓管吹张术，以保持咽鼓管通畅，防止鼓膜粘连	5分		
	嘱患者术后应避免患侧外耳道进水	5分		
整体评估 （10分）	操作熟练（根据娴熟程度及完成时间长短评定）	5分		
	遵循无菌观念	2分		
	体现人文关怀	3分		
总分		100分		
如严重违反无菌原则（以下任意一项或多项），在总分上扣除50分，请在违反的无菌原则前打钩： □穿刺前未消毒　□穿刺前未戴无菌手套　□操作中无菌用物或手套被污染后仍直接使用		是否扣分 □是　□否		
考官签名				

表10-24　鼻窦负压置换评分标准（100分）

项目	具体内容和评分细则	满分	得分	备注
准备 （20分）	核对患者的姓名、床号、年龄	2分		

（续表）

项目	具体内容和评分细则		满分	得分	备注
准备 （20分）	为患者做体格检查，核对患者的检查结果、操作适应证，排除禁忌证		8分		
	向患者交代操作的必要性、基本过程、可能的不适及配合要点		2分		
	物品准备 （3分）	橄榄头、负压吸引装置、滴管、纱布、1%麻黄素滴鼻液、相应的治疗药物（如抗生素、激素等）、无菌手套	3分		
	连接负压吸引装置的各项用品后，抽吸少量药液，检查机器性能是否完好、管道是否通畅		5分		
操作 过程 （55分）	嘱患者仰头，并沿两侧鼻孔外侧壁缓慢滴入1%麻黄素滴鼻液3~5滴		7分		
	2~3分钟后嘱患者擤尽鼻涕		5分		
	协助患者取仰卧位，肩下垫枕，嘱患者头尽量后垂，以使下颌部和外耳道口的连线与水平线（即床面）垂直		8分		
	用滴管自每侧鼻的前鼻孔滴入2~3 mL治疗药液		7分		
	嘱患者张口呼吸，并在吸引期间连续发"开、开、开"音，以使软腭上抬，关闭咽腔		5分		
	戴无菌手套，用纱布轻压患者一侧鼻翼，封闭该侧前鼻孔		5分		
	用连接吸引器（负压<24 kPa）的橄榄头紧塞对侧鼻孔，1~2秒后迅速移开		8分		
	一侧重复6~8次		5分		
	两侧鼻孔交替进行		5分		
操作后 处理 （15分）	操作完毕，嘱患者坐起，轻轻吐出口内药液及分泌物		5分		
	嘱患者15分钟内不可擤鼻、低头或弯腰，让药液留存于鼻窦腔内		7分		
	告知患者下次治疗时间或后续治疗计划		3分		

（续表）

项目	具体内容和评分细则	满分	得分	备注
整体评估（10分）	操作熟练（根据娴熟程度及完成时间长短评定）	5分		
	体现人文关怀	5分		
	总分	100分		
	考官签名			

表10-25 鼻腔冲洗评分标准（100分）

项目	具体内容和评分细则		满分	得分	备注
准备（15分）	核对患者的姓名、床号、年龄		2分		
	为患者做体格检查，核对患者的操作适应证和侧别		5分		
	向患者交代操作的必要性、基本过程、可能的不适及配合要点		2分		
	物品准备（3分）	橄榄头、冲洗器、温生理盐水、盛水盆、无菌手套	3分		
	连接冲洗器的各项用品后，倒入温生理盐水，检查冲洗器是否通畅		3分		
体位（5分）	嘱患者坐直，头稍前倾并偏向冲洗侧		5分		
操作过程（55分）	再次核对患者的诊断和操作侧别，先冲洗堵塞较重的一侧		5分		
	将盛有温生理盐水的冲洗器挂于墙上，冲洗器底部与患者头顶等高。将盛水盆置于患者下颌处		10分		
	嘱患者张口呼吸，冲洗时勿说话，以免引起呛咳		5分		
	戴无菌手套		4分		
	将橄榄头置入冲洗侧的鼻前庭		4分		
	慢慢打开冲洗器活塞，使水缓缓冲入鼻腔并由对侧鼻孔排出，若有液体流入咽部，则嘱患者吐出即可		7分		

（续表）

项目	具体内容和评分细则	满分	得分	备注
操作过程（55分）	关闭活塞，结束一侧鼻腔的冲洗后，将橄榄头置入另一侧鼻腔的鼻前庭，重复之前的冲洗步骤	10分		
	两侧鼻腔交替进行冲洗，直到分泌物冲净为止	10分		
操作后处理（15分）	冲洗完毕，嘱患者头向前倾，让鼻腔内残余的生理盐水排出	5分		
	嘱患者轻轻擤鼻，以排净鼻腔内液体及分泌物	5分		
	提醒患者擤鼻切忌过急、过猛，切忌同时紧捏两侧鼻孔擤鼻，以防中耳感染	5分		
整体评估（10分）	操作熟练（根据娴熟程度及完成时间长短评定）	5分		
	体现人文关怀	5分		
总分		100分		
如严重违反无菌原则（以下任意一项或多项），在总分上扣除50分，请在违反的无菌原则前打钩： □操作前未戴无菌手套　□操作中无菌用物或手套被污染后仍直接使用			是否扣分 □是　□否	
考官签名				

表10-26　前鼻孔填塞评分标准（100分）

项目	具体内容和评分细则		满分	得分	备注
准备（10分）	核对患者的姓名、床号、年龄		2分		
	为患者做体格检查，核对患者的操作适应证和侧别		2分		
	核对患者的凝血功能、血常规及血压结果		1分		
	向患者交代操作的必要性、基本过程、可能的不适及配合要点		2分		
	物品准备（3分）	额镜、无菌碗、前鼻镜、枪状镊、弯盘、棉片、凡士林纱条、1%麻黄素、1%丁卡因、干棉球、胶布、无菌手套	3分		

（续表）

项目	具体内容和评分细则	满分	得分	备注
体位 （4分）	患者坐于检查靠椅上，佩戴额镜的操作者坐于患者对面	4分		
麻醉 （8分）	于无菌碗中分别以1%丁卡因和1%麻黄素浸湿棉片	2分		
	在前鼻镜下，以1%麻黄素棉片收缩操作侧鼻腔黏膜	3分		
	在前鼻镜下，以1%丁卡因棉片麻醉下鼻道、下鼻甲、中鼻道及中鼻甲黏膜2~5分钟，共麻醉2次	3分		
出血点 （3分）	在前鼻镜下探查出血部位，排除需进行电凝止血等其他治疗操作的情况，明确进行前鼻孔填塞的指征	3分		
操作过程 （45分）	让患者端弯盘接于下颌处	3分		
	操作者戴无菌手套	4分		
	以枪状镊将凡士林纱条一端对折约10 cm	10分		
	在前鼻镜下，用枪状镊将纱条折叠端送入患侧鼻腔，使之嵌于鼻腔后上部	5分		
	将对折的纱条分开	3分		
	使纱条短端平贴鼻腔上部，长端平贴鼻腔底部，形成一向外开放的"口袋"	5分		
	将长纱条末端填入"口袋"深处，自上而下、从后向前进行填塞，使纱条紧紧地填满鼻腔	8分		
	剪去前鼻孔多余的纱条	4分		
	用干棉球填入前鼻孔，并用胶布固定	3分		
操作后处理 （20分）	嘱患者张口，检查是否有血液自后鼻孔流入咽部	5分		
	再次检查患者血压和一般情况，提出可能的针对病因的治疗	8分		
	嘱患者保持头高位，适当制动，并告知其拔除纱条的时间	7分		
整体评估 （10分）	操作熟练（根据娴熟程度及完成时间长短评定）	5分		
	体现人文关怀	5分		
总分		100分		
考官签名				

表10-27 后鼻孔填塞评分标准（100分）

项目	具体内容和评分细则		满分	得分	备注
准备 （10分）	核对患者的姓名、床号、年龄		2分		
	为患者做体格检查，核对患者的操作适应证和侧别		2分		
	核对患者的凝血功能、血常规及血压结果		1分		
	向患者交代操作的必要性、基本过程、可能的不适及配合要点		2分		
	物品准备 （3分）	额镜、无菌碗、前鼻镜、枪状镊、弯盘、棉片、凡士林纱条、后鼻孔锥形纱球、粗丝线、小纱布卷、小号导尿管、中弯钳、压舌板、1%麻黄素、1%丁卡因、无菌手套	3分		
体位 （4分）	患者坐于检查靠椅上，佩戴额镜的操作者坐于患者对面		4分		
麻醉 （8分）	于无菌碗中分别以1%丁卡因和1%麻黄素浸湿棉片		2分		
	在前鼻镜下，以1%麻黄素棉片收缩操作侧鼻腔黏膜		3分		
	在前鼻镜下，以1%丁卡因棉片麻醉下鼻道、下鼻甲、中鼻道及中鼻甲黏膜2~5分钟，共麻醉2次		3分		
操作过程 （52分）	让患者端弯盘接于下颌处		2分		
	操作者戴无菌手套		2分		
	在后鼻孔锥形纱球的尖端系粗丝线两根，底部系一根（死结）		4分		
	用凡士林纱条润滑小号导尿管头端，自患者鼻腔插入至口咽部		5分		
	以压舌板压舌后用中弯钳将导尿管头端牵出口外，尾端仍留在前鼻孔		3分		
	将纱球尖端丝线缚于导尿管头端（活结，但须缚牢）		4分		
	回抽导尿管尾端，将纱球引入口腔		3分		
	继续牵拉导尿管，引出纱球尖端的丝线，使纱球紧塞后鼻孔		4分		

（续表）

项目	具体内容和评分细则	满分	得分	备注
操作过程（52分）	将凡士林纱条一端对折约10 cm	2分		
	在前鼻镜下，用枪状镊将纱条折叠端送入患侧鼻腔，使之嵌于鼻腔后上部	2分		
	将对折的纱条分开	2分		
	使纱条短端平贴鼻腔上部，长端平贴鼻腔底部，形成一向外开放的"口袋"	4分		
	将长纱条末端填入"口袋"深处，自上而下、从后向前进行填塞，使纱条紧紧地填满鼻腔	6分		
	剪去前鼻孔多余的纱条	2分		
	将拉出的纱球尖端丝线缚于一小纱布卷上并固定于前鼻孔	4分		
	纱球底部的丝线自口腔引出，并固定于口角旁	3分		
操作后处理（16分）	嘱患者张口，检查咽后壁是否仍有血液流下	4分		
	检查患者血压和一般情况，提出可能的针对病因的治疗	4分		
	嘱患者保持头高位，适当制动，并告知其拔除填塞物的时间	4分		
	填塞物留置期间给予患者足量抗生素治疗	4分		
整体评估（10分）	操作熟练（根据娴熟程度及完成时间长短评定）	5分		
	体现人文关怀	5分		
总分		100分		
考官签名				

表10-28 上颌窦穿刺冲洗术评分标准（100分）

项目	具体内容和评分细则	满分	得分	备注
准备（12分）	核对患者的姓名、床号、年龄	2分		

（续表）

项目	具体内容和评分细则		满分	得分	备注
准备 （12分）	为患者做体格检查，核对患者的操作适应证和侧别		2分		
	核对患者的凝血功能、血常规结果，排除禁忌证		3分		
	向患者交代穿刺目的和必要性，解释可能发生的并发症，签署同意书		2分		
	物品准备 （3分）	穿刺包（上颌窦穿刺针、针芯）、相应的治疗药物、额镜、无菌手套、无菌碗、弯盘、1%麻黄素、1%丁卡因、棉片、消毒棉球、前鼻镜、注射器、生理盐水	3分		
体位 （4分）	患者坐于检查靠椅上，穿刺时佩戴额镜的操作者立于患者对面		4分		
麻醉 （8分）	于无菌碗中分别以1%麻黄素和1%丁卡因浸湿棉片		2分		
	在前鼻镜下，以1%麻黄素棉片收缩穿刺侧鼻腔黏膜1次		3分		
	在前鼻镜下，以1%丁卡因棉片麻醉下鼻道及下鼻甲黏膜约5分钟，共麻醉2次		3分		
穿刺前检查 （12分）	再次确认患者的姓名、床号、诊断（2分）和穿刺侧别（2分）		4分		
	检查各无菌物品的消毒日期		2分		
	打开穿刺包，戴无菌手套		2分		
	检查消毒指示卡，核对包内器械是否齐全		2分		
	检查注射器及针头是否通畅		2分		
操作过程 （42分）	进针 （14分）	在前鼻镜窥视下进针	2分		
		进针点：穿刺针针尖置于下鼻甲前端之后1~1.5 cm的下鼻甲附着处的鼻腔外侧壁	3分		
		进针方向：朝向同侧外眦	3分		

（续表）

项目		具体内容和评分细则	满分	得分	备注
操作 过程 （42分）	进针 （14分）	一手放下前鼻镜，改固定患者的头部，另一手始终持针	3分		
		掌心顶住针的尾端并用力钻动即可穿过骨壁进入窦内，有落空感即停止进针	3分		
	冲洗 （23分）	拔出针内芯，将注射器连于接头	4分		
		嘱患者低头并将头偏向健侧，张口呼吸，手托弯盘	4分		
		回抽注射器，检查有无脓液，记录脓液的性质和量，并将脓液送细菌培养或病理检查	5分		
		更换注射器，抽取生理盐水，连接穿刺针，注入生理盐水，冲洗	5分		
		反复冲洗，直至盐水清亮为止	5分		
	注药 （5分）	冲洗完毕，注入相应的治疗药物（如庆大霉素、地塞米松等）	5分		
操作后 处理 （10分）		逆进针方向退出穿刺针	3分		
		在下鼻道放入消毒棉球以压迫止血	4分		
		交代术后注意事项，包括可能发生的并发症等	3分		
整体 评估 （12分）		操作熟练（根据娴熟程度及完成时间长短评定）	4分		
		遵循无菌观念	4分		
		体现人文关怀	4分		
总分			100分		
如严重违反无菌原则（以下任意一项或多项），在总分上扣除50分，请在违反的无菌原则前打钩： □穿刺前未戴无菌手套　□操作中无菌用物或手套被污染后仍直接使用			是否扣分 □是　□否		
考官签名					

表 10-29　气管插管评分标准（100 分）

项目	具体内容和评分细则		满分	得分	备注
准备 （20分）	操作者正确戴好口罩、帽子		2分		
	核对患者的姓名，了解患者的病情，检查患者头颈活动度、张口度、牙齿及鼻腔通畅情况，了解有无气管狭窄、移位等，判断患者能否插管及选择插管的途径、方法		2分		
	向清醒的患者或其家属说明气管插管的目的、必要性、配合要点、注意事项，解释可能发生的并发症，签署同意书		2分		
	物品准备 （5分）	无菌盘：内置喉镜、气管导管2根、纱布2块、牙垫、注射器、吸痰管	2分		
		喷雾器（应注明局部麻醉药名称和浓度）、胶布、管芯、生理盐水1瓶、无菌手套、简易呼吸器（含加压面罩）、吸引器、氧气装置、呼吸机、听诊器、无菌弯盘	3分		
	检查无菌物品的消毒日期、气管导管的型号，检查气管导管的气囊有无漏气，打开的生理盐水瓶应注明打开时间和用途		5分		
	安装喉镜，检查喉镜的灯泡、灯口		2分		
	将气管导管及安装好的喉镜放入无菌弯盘内		2分		
操作过程 （以经口气管插管为例） （65分）	操作者立于患者头侧，佩戴帽子、口罩，戴无菌手套		5分		
	用纱布清除患者口腔、鼻腔分泌物，有假牙者需取下假牙		5分		
	患者取平卧位，用软枕将患者头部垫高10 cm，并使其肩背紧贴病床，用抬颏推额法，尽量使口腔、咽腔、喉腔三轴线基本重叠于一条线上		5分		
	左手持喉镜自患者口角右侧置入口内，喉镜片在置入的过程中应逐渐移向左侧，并将舌体挡在其左侧		5分		

（续表）

项目	具体内容和评分细则	满分	得分	备注
操作过程（以经口气管插管为例）（65分）	看到会厌后，喉镜片置于会厌谷并将喉镜向前上方提起，显露声门，必要时可向舌根部、喉头、声门处喷洒局部麻醉药。切忌以上切牙作为杠杆支点后旋喉镜柄，以免损伤上切牙	5分		
	助手此时可轻轻拉开患者嘴唇下方，以免遮挡操作者的视线，另可用手指轻柔地向下方或侧方压迫甲状软骨，使声门暴露得更明显	5分		
	插管时，右手以握毛笔状持气管导管从患者的口腔右侧置入，导管前端对准声门后，再轻柔地将导管插入气管内，直至套囊完全进入声门。压迫患者胸部，听到导管口有出气声，即可置牙垫于患者磨牙间，然后退出喉镜	5分		
	如声门显露不全，需借助管芯翘起气管导管前端以接近声门，一旦导管置入声门，立即拔去管芯，再推进导管	5分		
	用注射器向气管导管的气囊内注入5～10 mL的空气，以不漏气为准	5分		
	检查气管导管是否在气管内。气管导管在气管内时：①压迫患者胸部，导管口有气流；②用简易呼吸器（含加压面罩）为患者进行人工通气时，可见患者胸廓对称起伏，听诊双肺时，可听到清晰的肺泡呼吸音；③如使用透明导管，吸气时可见管壁清亮，呼气时可见管壁出现明显的白雾；④如患者有自主呼吸，操作者将面部靠近导管外端时，会感觉到气流	10分		
	接呼吸机，必要时给患者吸痰	5分		
	用胶布妥善固定导管和牙垫	5分		
操作后处理（5分）	轻柔复位患者头部	1分		
	整理物品，妥善处理医疗垃圾	1分		
	安抚患者，告知患者插管后注意事项，避免脱管	2分		
	记录插管时间及深度	1分		

（续表）

项目	具体内容和评分细则	满分	得分	备注
整体评估（10分）	操作熟练，动作准确、轻柔	1分		
	患者口唇无受压，胶布固定牢固、美观	1分		
	患者呼吸道通畅，气体交换有效	2分		
	插管模型显示气管导管位于气管内（绿灯亮）	2分		
	操作总时间在3分钟内（气管插管时间不超过1分钟）	2分		
	遵循无菌观念	1分		
	体现人文关怀	1分		
总分		100分		
如严重违反无菌原则（以下任意一项或多项），在总分上扣除50分，请在违反的无菌原则前打钩： □接触气管导管前未戴无菌手套　□插管前未戴无菌手套　□操作中无菌用物或手套被污染后仍直接使用		是否扣分 □是　□否		
考官签名				

表 10-30　环甲膜穿刺术评分标准（100分）

项目	具体内容和评分细则		满分	得分	备注
准备（9分）	核对患者的姓名、床号、年龄		2分		
	检查患者的呼吸及全身情况		2分		
	向患者或家属交代穿刺的必要性，解释可能发生的并发症，签署同意书		3分		
	物品准备（2分）	环甲膜穿刺针、注射器、棉签、碘伏、头灯、2%利多卡因或其他气管内注射用药物、无菌手套、细小导管（必要时）、消毒纱布（必要时）	2分		
体位（3分）	协助患者取仰卧位或头高脚低位，操作者立于患者右侧		3分		

（续表）

项目	具体内容和评分细则	满分	得分	备注
消毒 （7分）	佩戴头灯，确认环甲膜大致位置	1分		
	以环甲膜为中心，用蘸有碘伏的棉签由内向外消毒皮肤，消毒直径在10 cm以上	2分		
	消毒不留空隙，动作不可拖拉、反复	2分		
	至少消毒2遍	2分		
穿刺前检查 （13分）	再次确认患者的姓名、床号、诊断	2分		
	检查各无菌物品的消毒日期	2分		
	打开消毒包，戴无菌手套	4分		
	检查消毒指示卡	2分		
	检查注射器及穿刺针头是否通畅	3分		
穿刺过程 （紧急题干下口述"无需麻醉"即得麻醉分） （46分）	麻醉 （6分）	核对麻醉剂为2%利多卡因	1分		
		局部浸润麻醉	3分		
		回抽无血再注射麻醉剂	2分		
	穿刺 （40分）	嘱患者操作全程避免吞咽及咳嗽	5分		
		穿刺点定位于甲状软骨最突点向下约2 cm处，即甲状软骨下缘和环状软骨弓之间一约黄豆大小的凹陷处	5分		
		以左手拇指及示指按住并固定穿刺部位皮肤	3分		
		右手拇指及示指持穿刺针，垂直气管中线刺入	5分		
		当达喉腔有落空感时，应汇报并停止进针	8分		
		用带有少量2%利多卡因的注射器回抽检查，见有气泡被抽出	5分		
		患者有反射性咳嗽	3分		
		注入少量2%利多卡因	3分		
		固定注射器于垂直位置	3分		

（续表）

项目	具体内容和评分细则	满分	得分	备注
操作后处理（10分）	根据穿刺目的进行其他操作，也可经穿刺针芯插入细小导管	3分		
	如保留穿刺针，应用消毒纱布包裹并固定	4分		
	注意后期的消毒和护理	3分		
整体评估（12分）	操作熟练（根据娴熟程度及完成时间长短评定）	4分		
	遵循无菌观念	4分		
	体现人文关怀	4分		
总分		100分		
如严重违反无菌原则（以下任意一项或多项），在总分上扣除50分，请在违反的无菌原则前打钩： □穿刺前未消毒 □穿刺前未戴无菌手套 □操作中无菌用物或手套被污染后仍直接使用		是否扣分 □是 □否		
考官签名				

表10-31 气管切开术评分标准（100分）

项目	具体内容和评分细则		满分	得分	备注
准备（10分）	核对患者的姓名、床号、年龄		1分		
	为患者做体格检查，核对患者的操作适应证		1分		
	检查患者的凝血功能、血常规、血氧饱和度，排除禁忌证		2分		
	向患者交代气管切开的目的、必要性，解释可能发生的并发症，签署同意书		3分		
	物品准备（3分）	气管切开包（圆刀、尖刀片、血管钳、拉钩、甲状腺拉钩、气管切口扩张器、齿镊、线剪、无菌开口纱布、无菌巾）、气管套管、支撑垫、无菌手套、氧气及氧气管、吸引器及吸痰管、注射器、棉签、碘伏、2%利多卡因、生理盐水或0.05%糜蛋白酶、头灯或手术灯	3分		

（续表）

项目	具体内容和评分细则		满分	得分	备注
体位 （4分）	协助患者取仰卧位，肩下垫支撑垫，嘱患者头后仰，保持头部正中位		3分		
	操作者打开手术灯或佩戴头灯		1分		
消毒 （7分）	再次确认患者的姓名、床号、诊断和血氧饱和度		1分		
	初步定位，以环状软骨下1~2横指为中心进行消毒		1分		
	用蘸有碘伏的棉签由内向外消毒皮肤，消毒直径15 cm		2分		
	注意消毒时勿留空隙，棉签不得返回已消毒区域		1分		
	至少消毒2遍		2分		
操作前 检查 （13分）	检查各无菌物品的消毒日期		2分		
	打开气管切开包，戴无菌手套		3分		
	检查消毒指示卡，核对包内器械是否齐全		2分		
	检查注射器及针头是否通畅		2分		
	检查气管套管套囊有无破损		4分		
铺无菌巾 （5分）	以气管为中心，先铺术者对侧，最后铺术者同侧		1分		
	患者头侧的无菌巾只需展开部分，横行覆于上颈部，注意不能覆盖口鼻		2分		
	无菌巾内缘距切口2~3 cm		2分		
操作过程 （44分）	暴露气管 （13分）	自环状软骨下缘至胸骨上缘，沿颈前正中线以圆刀切开皮肤、皮下组织和颈阔肌	1分		
		用血管钳沿中线分离胸骨舌骨肌及胸骨甲状肌	3分		
		暴露甲状腺峡部，分离其下缘，用甲状腺拉钩将峡部向上牵引（必要时也可将峡部切断缝扎）	3分		
		适当分离气管前筋膜，充分暴露气管	3分		

（续表）

项目		具体内容和评分细则	满分	得分	备注
操作过程 （44分）	暴露气管 （13分）	分离过程中，拉钩用力应均匀，使术野保持在中线，可以用手指确认环状软骨及气管	3分		
	确认气管 （6分）	将带有2%利多卡因的注射器垂直插入暴露的气管中，回抽注射器，见有气泡被抽出	3分		
		向气管内注射少量2%利多卡因，以减少操作刺激	3分		
	切开 （6分）	以尖刀片在第2～4气管环处自下向上挑开2个气管环	3分		
		刀尖不可刺入过深，以免刺伤气管后壁和食管前壁	3分		
	插入气管套管 （14分）	以气管切口扩张器撑开气管切口	2分		
		顺着气管方向从一侧插入大小合适的带芯的气管套管（优选硅胶气管套管）	5分		
		立即取出管芯，检查是否有气流进出管道（若为金属套管，在确定有气流进出管道后应立即放入和固定内管）	3分		
		连接吸痰管和吸引器，吸净分泌物，用注射器向球囊内注入适量空气（使用金属套管则无此步骤）	3分		
		再次检查切口有无出血	1分		
	插管后处理 （5分）	始终牢牢扶持导管以防导管脱出（1分），连接导管和氧气管，打开氧气开关，根据病情调节氧流量（1分）	2分		
		将导管的细带绕过颈部，系死结以固定，松紧程度以能插入一指为宜	2分		

（续表）

项目		具体内容和评分细则	满分	得分	备注
操作过程 （44分）	插管后 处理 （5分）	一般不缝合切口，可用无菌开口纱布垫于套管下，若切口过大，可缝合切口上方	1分		
操作后 处理 （5分）		经气管套管吸氧治疗后，再次检查患者的血氧饱和度	2分		
		经常给患者吸痰，每日定时清洗内管并消毒	1分		
		定时经导管滴入生理盐水或0.05%糜蛋白酶等，以稀释痰液	1分		
		每日换药	1分		
整体评估 （12分）		操作熟练（根据娴熟程度及完成时间长短评定）	4分		
		遵循无菌观念	4分		
		体现人文关怀	4分		
总分			100分		
如严重违反无菌原则（以下任意一项或多项），在总分上扣除50分，请在违反的无菌原则前打钩： □切开前未消毒　□切开前未戴无菌手套　□切开前未铺巾　□操作中无菌用物或手套被污染后仍直接使用			是否扣分 □是　□否		
考官签名					

（杨　琼　李　烁　潘宏光）